U0225173

炎帝神农与中医药文化

何清湖
孙相如

主编

人民卫生出版社
·北京·

图书在版编目（CIP）数据

炎帝神农与中医药文化 / 何清湖，孙相如主编 . —
北京：人民卫生出版社，2021.6
ISBN 978-7-117-31617-0

Ⅰ. ①炎⋯　Ⅱ. ①何⋯　②孙⋯　Ⅲ. ①中国医药学 –
文化 – 文集　Ⅳ. ①R2-05

中国版本图书馆 CIP 数据核字（2021）第 090353 号

炎帝神农与中医药文化
Yandi Shennong yu Zhongyiyao Wenhua

主　　编	何清湖　孙相如
出版发行	人民卫生出版社(中继线 010-59780011)
地　　址	北京市朝阳区潘家园南里 19 号
邮　　编	100021
印　　刷	保定市中画美凯印刷有限公司
经　　销	新华书店
开　　本	710×1000　1/16　印张:15
字　　数	198 千字
版　　次	2021 年 6 月第 1 版
印　　次	2021 年 7 月第 1 次印刷
标准书号	ISBN 978-7-117-31617-0
定　　价	86.00 元

E－mail　　pmph @ pmph.com
购书热线　　010-59787592　010-59787584　010-65264830
打击盗版举报电话:010-59787491　　E－mail:WQ @ pmph.com
质量问题联系电话:010-59787234　　E-mail:zhiliang @ pmph.com

炎帝神农 与 中医药 文化

主　编　何清湖　孙相如

副主编　余　娜　曾建国　魏一苇

编　委（按姓氏笔画排序）

王　丹	王　莉	王　婷	邓婧溪	卢　园	叶培汉	刘　扬
刘　芸	刘　蔚	刘而君	李波男	杨子墨	肖　丹	旷　怡
张志腾	陈　洪	陈小平	邵　莉	武恩绛	胡　思	胡海林
徐玉锋	唐　林	唐　皓	曹　淼	舒　译	谢红旗	

前言

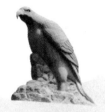

　　炎帝是中华民族尊崇的祖先之一，更是中国农耕技术与医药知识的开创者与发明者。在民间传说中，炎帝出身独特、相貌不凡、本领出众，在刀耕火种的岁月里凭借自身超凡的智慧、勇气与担当，为华夏民族之繁衍生息做出了巨大的贡献，因此成为历史上神秘色彩浓厚且备受崇敬膜拜的神话人物。据不完全统计，全国有关炎帝的大型纪念馆地不下三十余处，足见其在民间经久不衰的影响力。

　　身为中华医药的开辟者，炎帝对于中医药领域有非凡的意义。有人把他视为医药之祖，有人认为其遍尝百草而形成的医药智慧是中医学经方学派的根本源头，有人认为他的行为是世界医学界身体力行而倡导实践的身前典范，而中医药学重要的传世经典《神农本草经》更是托其名而作。由此观之，与炎帝相关的中医药文化元素及其有关的文学、历史等内容值得我们深入发掘并加以阐发。

　　据可靠的史料记载，炎帝神农遍尝本草涉足湖湘地域，并且在这片热土上献出了伟大的生命，由此，其无私无畏的奉献精神也永远留在了荆楚之地。同时，其医学事迹也融入了湖湘中医药文化这一独具特色的地域中医药文化中。

　　本书分为7章，以炎帝陵为主线介绍炎帝其人、炎帝与炎帝陵、有关纪念炎帝的诗词书画，着重介绍炎帝与华夏文明的关系，并在此基础上诠解托名炎帝神农而作的中医经典《神农本草经》有关的著作内容、药物学贡献及医学精神等。通过考证史料、学术探讨，有关炎帝神农的文献录述、学术研究得到了较为全面的呈现。本书着力探讨炎帝神农与中医药文化相关的内容，难免言有未尽、考证欠妥之处，还望学界同道斧正。

在倡导文化自信、鼓励文化创新与转化的今天，我们着眼于炎帝神农及其与中医药文化密切相关的文史知识，以湖南株洲炎帝陵相关资料为基础，围绕炎帝神农的中医药文化元素展开研究与阐发来编撰本书，由此进一步促进中医药文化的传播与发展，同时也致力于追求让炎帝中医药文化的智慧在今天再次绽放崭新的魅力。

编者

2020 年 9 月

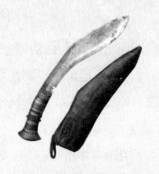

目录

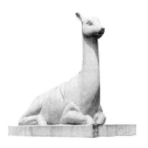

第一章 ｜ 炎帝其人

第一节　炎帝出身　　　　　　　　　　　002

第二节　炎帝名号　　　　　　　　　　　007

第三节　炎帝传人　　　　　　　　　　　011

　　一、炎帝多娇女　　　　　　　　　　011

　　二、炎帝传八世　　　　　　　　　　014

　　三、炎帝后裔　　　　　　　　　　　015

第二章 ｜ 炎帝与炎帝陵

第一节　炎帝的湖湘身影　　　　　　　　018

　　一、湖南炎帝陵的由来　　　　　　　018

　　二、炎帝与湖湘文化　　　　　　　　019

　　三、湖湘炎帝陵的文化价值　　　　　022

第二节　炎帝最后的脚步　　　　　　　　024

　　一、炎陵其地　　　　　　　　　　　025

　　二、弘扬炎帝文化　　　　　　　　　028

第三节　炎帝陵里观神农　　　　　　　030

　　一、炎帝与炎帝陵　　　　　　　030

　　二、炎帝陵的历史变迁　　　　　　031

　　三、炎帝陵的主体建筑　　　　　　033

　　四、炎帝陵与湖湘文化　　　　　　039

第三章 | 炎帝与诗词书画

第一节　炎陵地方志　　　　　　　　042

　　一、帝纪　　　　　　　　　　　042

　　二、陵庙　　　　　　　　　　　043

　　三、祀典　　　　　　　　　　　044

　　四、碑碣　　　　　　　　　　　045

　　五、山川　　　　　　　　　　　047

　　六、杂说　　　　　　　　　　　048

第二节　炎帝祭文览　　　　　　　　050

　　一、历代炎帝祭文题略　　　　　051

　　二、部分炎帝祭文选览　　　　　055

第三节　炎帝诗文赋　　　　　　　　063

　　一、诗　　　　　　　　　　　　064

　　二、赞　　　　　　　　　　　　068

　　三、乐章　　　　　　　　　　　070

　　四、赋　　　　　　　　　　　　071

　　五、铭　　　　　　　　　　　　075

　　附：现代书画大家墨宝　　　　　076

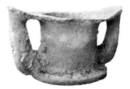

第四章 | 炎帝与华夏文明

第一节　教民耕播　　　　　　　　　084

第二节　宣药疗疾　　　　　　　　　086

第三节　《连山》行易　　　　　　　089

第四节　立廛设市　　　　　　　　　093

第五节　作琴制乐　　　　　　　　　096

第六节　冶土制陶　　　　　　　　　101

第七节　弧矢宣威　　　　　　　　　106

第八节　绩麻为布　　　　　　　　　110

第九节　分时立节　　　　　　　　　113

第十节　度地经土　　　　　　　　　116

第十一节　明堂吉礼　　　　　　　　120

第十二节　相土安居　　　　　　　　125

第五章 | 《神农本草经》的诞生

第一节　著作传奇　　　　　　　　　132

　　一、"神农"由来　　　　　　　　132

　　二、药物记载　　　　　　　　　135

三、药物理论 136

四、未病先防理念 138

第二节　历史沉沦 139

一、汉代成书后佚失 139

二、南北朝重辑 142

三、宋元闪现 143

四、明清发展 144

五、深刻影响近现代 145

第三节　经典重现 145

一、流传不易，颇多曲折 145

二、散而不佚，多方保存 147

三、辑复工作，代不乏人 148

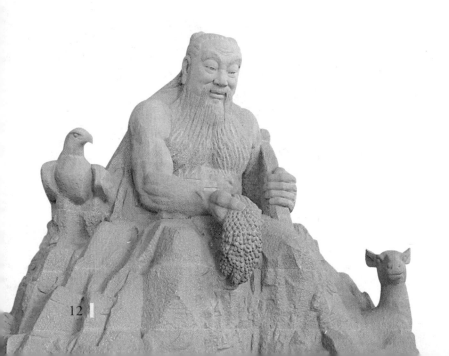

第六章｜《神农本草经》的药物成就

第一节　药物实践　154

一、所载药物"古朴有验"　155

二、影响药物临床疗效的因素　157

三、药物的配伍实践——"七情"　159

四、丰富的药物养生实践　161

第二节　三品分类　164

一、三品分类中的"君臣佐使"　164

二、三品分类中的"天地人"思想　165

三、药物的功效以及毒性是分类的核心　166

四、三品分类法对后世药物分类的影响　167

五、三品分类法的意义　169

第三节　性味别药　170

一、药有四气　171

二、药分五味　173

三、药的有毒与无毒　176

四、药之阴阳　178

五、现代研究　179

第四节　功效辨识　182

一、药物品质论高低　182

二、君臣佐使组方效　183

三、四气五味辨药性　184

四、功效辨识举隅　187

第五节　源远流长　　　　　　　　　　　　　　200
　　一、对经典本草著作的影响　　　　　　　　202
　　二、其他本草学著作　　　　　　　　　　　207
　　三、《神农本草经》对后世的贡献和意义　　214

第七章｜炎帝神农中医药文化的启示与反思

第一节　炎帝神农的医学精神　　　　　　　　　216
　　一、炎帝神农的医学探索　　　　　　　　　216
　　二、炎帝神农的医学伦理思想　　　　　　　218
　　三、炎帝神农医学精神的现实价值　　　　　220

第二节　《神农本草经》的医学智慧　　　　　　220
　　一、天然的用药取向反映天人合一的智慧　　220
　　二、重视养生的药物分类反映未病先防的
　　　　智慧　　　　　　　　　　　　　　　　221
　　三、方药配伍反映整体医学的智慧　　　　　222

第三节　炎帝陵中仰神农　　　　　　　　　　　223

第一章

炎帝其人

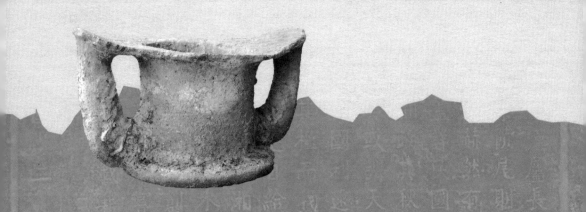

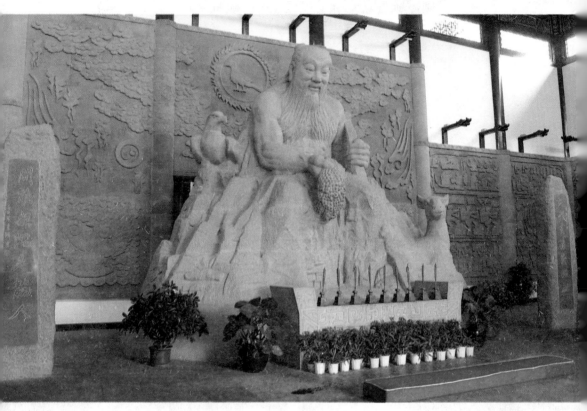

炎帝雕塑

第一节 | 炎帝出身

　　赫赫始祖，薪火相传。中国人常常自谓"炎黄"的子孙，龙的传人。"炎黄"，即传说中推动华夏民族形成并缔造古代灿烂文明的两位始祖。"炎黄"二帝可以说是象征中国文化起源的民族图腾。

　　作为上古时期两位著名的部落首领，自先秦时期开始，一些早期的文化典籍中便有了许多关于炎帝和黄帝的记载，而到了秦汉时期，各类官方正史、地方史志及儒家、道家、中医等诸多古代文献中有关"炎黄"二帝的传说更是俯拾即是，迄魏晋时期，"炎黄"二帝的形象特征在古籍文献中已经基本定型，而民间关于"炎黄"的传说更是数不胜数。在传说中，炎帝及黄帝的形象均属于一种半人半神的状态，推测他们的形象塑造起源于中国文化早期的图腾崇拜与人格神化，但"炎黄"二帝终究是以一种人类的状态生活在世界上，同时，作为我国人民共同的祖先，他们更接近人，而非神。

记载"炎黄"传说的先秦文献既有《左传》《国语》《战国策》《竹书纪年》这样的史书，也有《管子》《孟子》《庄子》《尸子》《孙子》《文子》《韩非子》《商君书》《吕氏春秋》《大戴礼记》这样的诸子典籍，还有《世本》这样最早记述上古炎黄世系、姓氏、居邑、制作的文献，以及《山海经》这样富于神话传说的古老奇书。各种类型的先秦文献从各个角度证明了炎帝和黄帝的真实存在，以及其对中华文化和华夏民族渊源形成的重要影响。

目前发现最早提及"炎黄"的典籍当属《逸周书》，《逸周书·尝麦解》云："蚩尤乃逐帝，争于涿鹿之阿，九隅无遗。赤帝大慑，乃说于黄帝，执蚩尤，杀之于中冀，以甲兵释怒。"这段文字记载的正是4600年前黄帝部族联合炎帝部族，与南方的蚩尤部族在今河北省张家口市涿鹿县一带所进行的一场大战，其中记载的蚩尤所逐之"帝"及"赤帝"均指炎帝。

炎帝神农及其部落所处的历史时期大体上相当于龙山文化早期或仰韶文化西王村文化的晚期，距今约5000年。关于炎帝的出身，《国语·晋语》中云："昔少典娶于有蟜氏，生黄帝、炎帝。黄帝以姬水成，炎帝以姜水成。成而异德，故黄帝为姬，炎帝为姜。二帝用师以相济也，异德之故也。"这段话交待的正是炎帝和黄帝的身世及关系，按照这个说法，黄、炎两族是从互通婚姻的少典氏和有蟜氏繁衍出来的，并演绎为后世百家姓之始祖——姬姜二姓。

另外，《春秋·元命包》有云："少典妃安登游于华阳，有神龙首感之于常羊，生神子，人面龙颜。好耕，是为神农。又女登生神农，人面龙颜，始为天子。"《帝王世纪》又云："神农氏，姜姓也。母曰任姒，有蟜氏之女，名女登，为少典正妃。游于华阳，有神龙首感女登于常羊，生炎帝，人身牛首。长于姜水，因以氏焉。"《氏本·氏姓》复云："炎帝姜姓。"此外，《水经注》中也有对炎帝出身的记载，《水经注·渭水》云："岐水又东，径姜氏城南为姜水。"按《世本》，炎帝姜姓。《帝王世纪》曰："炎帝神农氏，姜姓。母女登，游华阳，感而生炎帝，长于姜水，是其地也。"而《史记索引·三皇本纪》中也有这么一段记载："炎帝神农氏，姜姓。母曰女登，有蟜氏之女，为少典妃，感神龙而生炎帝。人身牛首，长于姜水，因以为姓。火德王，故曰炎帝，以火名官。"通过这些古籍文献中有关炎帝出身的诸多记载，可以逐步刻画出一条清晰的炎帝诞生故事脉络。炎帝，乃少典正妃有蟜氏之子，其出身颇具有神奇性，是有蟜氏于常羊和神龙相"感"而生，生下的这个孩子牛首人身而有龙面，因为在陕西宝鸡姜水处成长，故而姓姜。

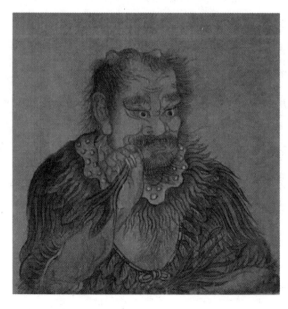

炎帝画像

炎帝除了有赫赫身世，据诸多文献记载，他自出生起便不同于常人，自幼天资聪颖。据记载，其生下三个时辰后即能言，五日即能行走，七朝而齿发俱备，三岁即能知稼穑之事。如《路史后纪·禅通纪》云："炎帝神农氏，姓伊耆，名轨，一日石年。是为后帝皇君，炎精之君也。母安登，感神于常羊，生神农于列山之石室，生而九井出焉。初，少典氏取于有蟜氏。是日安登。生子二人，一为黄帝之先，袭少典氏；一为神农，是为炎帝。炎帝长于姜水，成为姜姓。其初国伊，继国耆，故氏伊耆。长八尺有七寸，弘身而牛愿，龙颜而大唇。怀成铨，截玉理。生三辰而能言，五日而能行，七朝而齿具，三岁而知稼穑般戏之事，必以黍稷。日于淇山之阳，求其利民宜久食之谷而艺之，天感嘉，生菽粟。"《春秋·元命包》中亦有其身世记载："神农生，三辰而能言，五日而能行，七朝而齿具，三岁而知稼穑般戏之事。"文献中所载之神农身高有八尺七寸，高大威猛，头上还长有象征力量的牛角，更长有代表其地位尊贵之龙之颜。

那么，炎帝究竟做了什么事情？为何他的故事能被记载并流传千古呢？《册府元龟·创业》中提到："神农以前，为而不有，功成不居，故无得称焉。"认为神农之前，先人所作之功绩大多任其自然存在，故而未见太多相关记载。《周易·系辞下》云："上古穴居而野处。"《礼记·礼运》云："孔子曰：……昔者先王未有宫室，冬则居营窟，夏则居橧巢；未有火化，食草木之实、鸟兽之肉，饮其血，茹其毛；未有（麻）丝，衣其羽皮。"《淮南子·修务训》云："古者，民茹草饮水，采树木之实，食蠃蚌之肉，时多疾病毒伤之害……"《庄子·盗跖》云："古者禽兽多而人民少，于是民皆巢居以避之。昼拾橡栗，暮栖木上，故命之日'有巢氏之民'，古者民不知衣服，夏多积薪，冬则炀之，故命之日'知生之民'。神农之世，卧则居居，起则于于。民知其母，不知其父，与糜鹿共处。耕而食，织而衣，无有相害之心，此至德之隆也。"这些先秦时期的文献记载，充分说明了在神农出现以前，先人们生活的时代是一个茹毛饮血的时期，先人们想要找到适合长期稳定居住的地方非常困难，他们冬日居住于用土堆成的营窟之内，夏天居住于用柴木堆积而成如巢穴的橧巢之上，因为不会使用火烧煮食物，故而只能生吃肉类，且由于受到自然环境的限制，原始时期的人们大部分时间只能以草木野果等为食，其所穿衣服也主要由兽皮和羽毛组成，自然条件的艰苦使得人们常常受到疾病和外界毒物的伤害，生产力极为低下。而炎帝神农的出现，从根本上改变了这一原始野蛮的生产生活方式。

据记载，炎帝作为原始社会末期部落联盟的首领，制作了农业生产工具耒耜，并带领人们使用耒耜种植五谷，如《周易·系辞》《逸周书》《管子》《淮南子》等古籍中均有详细记载，炎帝"制耒耜、兴五谷"极大地促进了农业生产的发展，促使人们由原始游牧文化转变为农耕文明，拉开了我国历史悠久的农业文明史。炎帝神农时代正是我国从渔猎时代进入农耕时代的重要转折期，为了进一步促进整个社会经济的提升，炎帝还发明了以日中为市、以物易物的市场规则，这被认为是我国商业发展的起源，对促进生产力的发展、满足人们的多样物质需求、增进人们的交往和理解具有重要影响。炎帝不仅教人们耕地，还教人们用麻、桑制作衣裳，带领人们建立合适的居所，使得整个部落的实力得到进一步的发展，逐渐脱离了早期原始社会衣不蔽体、愚昧野蛮的生活方式。为了进一步改善生活，炎帝率领人们制作陶器，从此人们有了储存和烹煮食物的重要容器，这对人类的饮食卫生和医药发展产生了深远的影响。除了对人们的生产、生活做出了很大贡献，据《世本》下篇记载，炎帝神农还发明了乐器，他削桐为琴，结丝为弦，以乐化人，合和天下，后世"和生万物"的文化就源自炎帝神农的"乐之和"。他还削木为弓，教导人们如何使用弓箭、如何猎兽、如何健身……无疑，炎帝在提高上古时期生产力方面做出了极大的贡献，有力地推动了我国早期社会文化的大发展，因此被后人尊奉为中华民族的始祖。

第二节｜炎帝名号

关于炎帝的名号，《世本·帝系》中提到："炎帝神农氏。宋仲子曰：炎帝即神农氏，炎帝身号，神农代号也。"指出"炎帝"为其身号，而后世所谓的"神农"是炎帝的代号。不过对于炎帝的姓名究竟为何则一直众说纷纭。在《史记索引·三皇本纪》中有这样一段话："炎帝神农氏，姜姓。母曰女登，有蟜氏之女，为少典妃，感神龙而生炎帝。人身牛首，长于姜水，因以为姓。火德王，故曰炎帝，以火名官。"由此可知，炎帝部落生活在姜水流域，姜水流经的区域主要位于现在的陕西省宝鸡市辖区，故而炎帝以"姜"为姓，后世尊其为火神。但又有文献如《路史后纪·禅通纪》记载："炎帝神农氏，姓伊耆，名轨，一曰石年。"认为炎帝的姓其实为"伊耆"，名字则或为"轨"，或为"石年"。而春秋战国时期的一部竹简编年体通史《竹书纪年》中则有更加详细的记载："炎帝神农氏，其初国伊，又国耆，合而称之，又号伊耆氏。"传说中，远古帝王往往"以德为号"或"以地为号"，在这里，"伊耆氏"显然应该是炎帝"以地为号"，"伊"与"耆"是上古时期的两个地名，意即炎帝最初带着部落居住于"伊"，后来迁徙居住于"耆"，因此他的姓氏初同"伊"，后又同"耆"，合而称之，又名"伊耆氏"。后来南宋郑樵的《通志》中云："炎帝神农氏，亦曰伊耆氏。"南宋胡宏的《皇王大纪》中称其为"伊祁氏"，清代雷学淇的《竹书纪年义证》中记载："耆，姜姓国名，炎帝之先伊耆者，故曰伊耆氏。"诸多后世文献则将炎帝之姓名与名号等概念混杂而用了。此外，一些文献中还有关于炎帝之号为"烈山氏""连山氏""魁隗氏""朱襄氏"等不同记录。但综观史书及主流文献记载和考证，可以推知炎帝部落当属"姜"姓，其本名叫石年（又称轩），由于后世将其奉为华夏族之祖先，因此其诸多称号既有以其高尚德行或古人图腾崇拜而称谓之"神农"，又有以"五行配五帝"之文化而称谓之"炎帝"，以及根据"以地为号"而称谓之"伊耆""烈山"等。

尽管炎帝的姓名和名号众多，但后世对于其"炎帝"这个称号却是没有异议的，炎帝之名号究竟从何而起，史籍少有清晰的记载，后世对此也有很多不同的理解。

炎帝之所以名"炎"，其由来可先从古文字的角度来看。汉代许慎的《说文解字》中解释："炎，火光上也，从重火。"可知"炎"这个字是一个会意字，意谓两火相叠、热气腾腾。《左传·昭公十七年》曰："炎帝氏以火纪，故为师火而火名。"由此可知，"炎帝"的称谓可能与其从事"刀耕火种"的农业有关，这一农耕生产方式，正反映出炎帝的重要贡献及其部族的性质。

其二，《史记索引·三皇本纪》中记载："炎帝神农氏……火德王，故曰炎帝，以火名官。"这里"火德王"的概念来源于战国时期十分流行的理论——五德终始说。在《孔子家语·五帝》中，有这样一段话："季康子问于孔子曰：'旧闻五帝之名，而不知其实，请问何谓五帝？'孔子曰：'昔丘也闻诸老聃。曰：天有五行，水火金木土，分时化育，以成万物，其神谓之五帝。古之王者，易代而改号，取法五行。五行更王，终始相生，亦象其义。故其生为明王者，死而配五行。是以太皞配木，炎帝配火，黄帝配土，少皞配金，颛顼配水。'"这里的太皞，指的便是人文始祖伏羲，又称太昊，他被认为是五德之始，而天地五材则是以"木、火、土、金、水"的顺序，相生而行之，既代表了人间时代的更迭，亦代表了对前人的继承，在继承之后又不断生出新的事物，正应《易经》"穷则变，变则通，通则久"之言，也代表了后人顺着前人的精神不断继承创新，预示着事物不断向前发展。作为人类文明之起始的伏羲，主木德，应春，为一年之初始，亦为一年阳气逐步生发之时。继而第二位当主火德，应夏，为一年之中阳气渐壮之时，火炎炎而上，故炎帝被称为"炎帝"，为火神。值得一提的是，《国语·晋语》中提到："昔少典娶于有蟜氏，生黄帝、炎帝。黄帝以姬水成，炎帝以姜水成。成而异德，故黄帝为姬，炎帝为姜。二帝用师以相济也，异德之故也。"这段话也诠释了炎黄一脉相承的特点，更借用五德终始说表现了两位首领不是以一种对抗的方式，而是以一种依附、传承、相互帮助的方式来传递权力、结成联盟。

其三，《白虎通·五行》中言："夏言大也，位在南方。其色赤，其音徵。徵，止也，阳度极也。其帝炎帝者，太阳也。其神祝融。"这主要是从五行理论的角度阐述，其中木、火、土、金、水在颜色上分别为青、赤、黄、白、黑；在方位上，则有木主东方，火为南方，白主西方，黑主北方，黄主中央；在五音上，木代表角音，火代表徵音，土代表宫音，金代表商音，水代表羽音；而五行分四季归类则为木主春季，火主夏季，土不独主季节，分在四季之中，金主秋季，水主冬季。因此，《白虎通》中的这段话主要是指夏主火，南方主火，徵亦主火，而其中太阳代表的是阳之极，亦为太阳神，炎帝正是太阳的代称。《山海经·北山经》中也提到："又北二百里，曰发鸠之山，其上多柘木。有鸟焉，其状如乌，文首、白喙、赤足，名曰精卫，其鸣自詨。是炎帝之少女，名曰女娃。女娃游于东海，溺而不返，故为精卫。常衔西山之木石，以堙于东海。"传说中炎帝升天做了太阳之神，其女死后化为精卫（金乌），后世因此又有精卫填海的传说。

那么"神农"这个称号又是怎么得来的呢？《春秋·元命包》中云："神农生，三辰而能言，五日而能行，七朝而齿具，三岁而知稼穑般戏之事。"说明神农出生就异于常人，在极短的时间内学会了说话、走路，在三岁时便知晓了农耕之事，由此可见，他在农业方面拥有极高的天赋。《尚书大传·略说》又云："神农为农皇也……神农悉地力，种谷疏，故托农皇于地。"《诗传》又曰："始教造田，谓之田祖。先为稼穑，谓之先啬。神其农业，谓之神农。"《礼·含文嘉》云："虑戏、燧人、神农谓之三皇……神农，神者，信也。农者，浓也。始作耒耜，教民耕种。美其衣食，德浓厚若神，故为神农也。"《白虎通·号》复云："谓之神农何？古之人民皆食禽兽肉，至于神农，人民众多，禽兽不足，于是神农因天之时，分地之利，制耒耜，教民农作。神而化之，使民宜之，故谓之神农也。"这些典籍直接解释了其之所以被称为"神农"，主要是因为他熟悉土地，并知晓种植技巧，发明了翻地种植的工具，带领人民种植五谷，让人们能够吃饱穿暖，并由此开创了中国灿烂辉煌的农耕文明，由于其德行浓厚如若天神一般，所以被后世尊奉为"神农"。

　　虽然"炎帝"和"神农"在前述诸多文献中均指向一人，但在一些早期的民间传说中，两者的记载却各有侧重。"炎帝"作为"帝"，是作为华夏民族祖先的氏族部落政治领袖出现的，属于人类的社会政治体系，因此，他的传说多与部落征战、教化人民、建官设制等息息相关；而"神农"作为先人

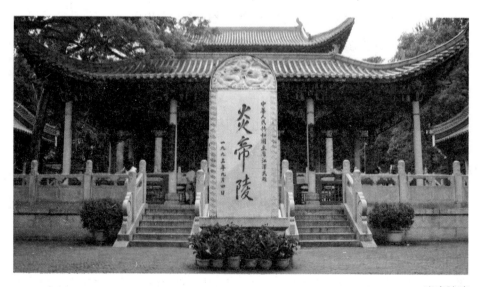

炎帝陵碑

们农事生活的指导者，主要任务则是带领人们掌握"刀耕火种"、提高生产力，其伟大创举更似"神"。至汉代，"神农"和"炎帝"两个名号合二为一。

炎帝神农，在湖湘文化中也占有举足轻重的地位。晋代皇甫谧《帝王世纪》中记载炎帝"在位一百二十年而崩，葬长沙"，宋代罗泌的《路史》中更详细地记述炎帝"崩葬长沙茶乡之尾，是曰茶陵"。湖南地区自古以来非常重视农业和医药，至宋朝在湖南茶陵兴建炎帝的陵庙后，炎帝陵作为精神象征已深深扎根于湖湘大地。总的来说，炎帝神农，不仅代表了一个时代，更代表了一种传承的文化，一种开创的精神。炎帝精神正是华夏民族不断追求先进与文明、探索智慧与知识、谋求团结与统一、追寻中国梦的高度体现。

第三节 | 炎帝传人

炎帝神农是我国远古时期氏族部落的领袖，也是集上古传说与图腾崇拜于一身的神话人物，更被尊奉为华夏民族的共同始祖，至今我们仍自豪地称自己为"炎黄子孙"。尽管年代久远，史料匮佚且零碎，但两千余年来仍有不少学者潜心钻研炎帝历史，在汗牛充栋的古籍经典中一窥这赫赫始祖五千年的血脉流传和动人故事。

一、炎帝多娇女

在有关炎帝后世传人的诸多传说中，常见于文献记载的主要有四位美丽的女儿，她们分别是帝女桑、精卫、瑶姬和炎帝少女。

帝女桑的故事最早出现在先秦古籍《山海经》里。《山海经·中次十一

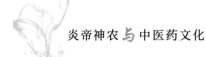

经》云："又东五十里曰宝山，沧水出焉，东南流注于视水。……其上有桑焉，大五十尺，其枝四衢，其叶大尺余。赤理、黄华、青柑，名曰帝女之桑。"其后，《广异记》对"帝女桑"的身世进行了更加明确的叙述："南方赤帝女，学道成仙。居南阳丹山桑树上，正月一日，衔柴作巢，至十五日成，或作白鹊，或作女人。赤帝见之悲切，诱之不得，以火焚之，女即升天，因名帝女桑。今人元十五日焚鹊巢作灰汁，浴蚕子抽丝，象此也。"相传炎帝的女儿自幼聪慧，学道成仙，在南阳丹山的桑树上衔柴作巢，她时而化身为灵巧的白鹊，时而变回美丽的少女，炎帝久不见女儿十分思念，想让她回家，她却执意不肯，无奈之下炎帝只好以火烧树，岂知帝女浴火焚烧而升天，此后这棵她曾经栖息的桑树被后人命名为"帝女桑"，以纪念炎帝这位心爱的女儿。

精卫的故事最早也出现在志怪传奇《山海经》里，并在民间流传甚广。《山海经·北山经》中提到："又北二百里，曰发鸠之山，其上多柘木。有鸟焉，其状如乌，文首、白喙、赤足，名曰精卫，其鸣自詨。是炎帝之少女，名曰女娃。女娃游于东海，溺而不返，故为精卫。常衔西山之木石，以堙于东海。"传说中这位炎帝的女儿名叫女娃，聪明伶俐。有一天女娃独自一人来到东海游玩，不料海上突然起了风涛，巨浪袭来，女娃瞬时被淹没在波涛之中。后来女娃的灵魂化作一只小鸟名叫精卫，精卫长着花脑袋、白嘴壳、红脚爪，她痛恨大海的无情波涛掳去人们的生命，因此每天锲而不舍地从西山衔来树枝和石头投入东海，如此往返，永不停歇，希望在海枯石烂的那一天能将大海填平。

关于炎帝另外一个女儿瑶姬的记载最早仍是从《山海经》中能寻觅其足迹。《山海经·中山经》中记载："又东二百里，曰姑媱之山，帝女死焉，其名曰女尸，化为䔄草，其叶胥成，其华黄，其实如菟丘，服之媚于人。"这里的"帝"即指炎帝，"女尸"则是"巫儿""神妓"之意，在这里指炎帝的女儿瑶姬。此外，《淮南子·时则训》中也有相关记载："南方之极，自北户孙之外，贯颛顼之国，南至委火炎风之野。赤帝、祝融所司者万二千里。"高诱注云："赤帝、炎帝少典之子，号为神农，南方火德之帝也。"这段传说可以解释为：往东两百里，有一座名为姑媱的山，炎帝神农的女儿死后，其精魂飘落至此，化为瑶草，此草的叶子长得葳蕤茂盛，其花拥有黄灿灿的颜色，其果实就像菟丝子，谁要是吃了它就能和所思念的人在梦中幽会。而关于帝女瑶姬的传说比较详细的记载则是在《襄阳耆旧传》中，其中提到："赤帝女曰瑶姬，未行而卒，葬与巫山之阳，故曰巫山之女。楚怀王游于高唐，昼寝，梦见与神遇，自称是巫山之女。王因幸之，遂为置观于巫之南，号为朝云。后至襄王时，复游高唐。"这一段旖旎美丽的传说讲述的正是炎帝之女瑶姬与楚怀王在梦中邂逅的瑰丽故事。楚国辞赋家宋玉有感于此，在《高唐赋》中将这段楚怀王与巫山之女瑶姬邂逅的情节进行了更详细地描述："昔者楚襄王与宋玉游于云梦之台，望高唐之观，其上独有云气，崪兮直上，忽兮改容，须臾之间，变化无穷。王问玉曰：'此何气也？'玉对曰：'所谓朝云者也。'王曰：'何谓朝云？'玉曰：'昔者先王尝游高唐，怠而昼寝，梦见一妇人，曰：妾，巫山之女也，为高唐之客，闻君游高唐，愿荐枕席。王因幸之。去而辞曰：妾在巫山之阳，高丘之阻，旦为朝云，暮为行雨。朝朝暮暮，阳台之下。旦朝视之，如言。故为立庙，号曰朝云。'"传说中，炎帝的一位女儿瑶姬长得花颜月貌、聪明伶俐，甚得炎帝的喜爱。可惜瑶姬刚到出嫁之年，却不幸夭折，上天怜悯将其封为巫山云雨之神，她清晨会化为朝云，夜幕降临又化为行雨，变幻莫测、绚丽动人。宋玉之后，关于瑶姬的诗作在历史上屡见不鲜。如唐代元稹的著名诗句"曾经沧海难为水，除却巫山不是云"，诗仙李白的"瑶姬天帝女，精彩化朝云。宛转入霄梦，无心向楚君"，都赋予了炎帝之女瑶姬仙姿绰约、梦幻宛转的美丽风度。

炎帝除了有聪慧敏感、浴火升天的女儿帝女桑，不畏艰难、倔强勇敢的女儿精卫，令人魂牵梦萦、绰约动人的女儿瑶姬，在古籍文献中还提到他有一个小女儿后世称为"炎帝少女"。《搜神记·雨师赤松子》中记载："赤松子者，神农时雨师也，服冰玉散，以教神农，能入火不烧。至昆仑山，常入西王母石室中，随风雨上下。炎帝少女追之，亦得仙，俱去。"赤松子是炎帝神农时候的司雨之神，他常年服用冰玉散这种长生不老之药，能入火而不被火烧。赤松子常常造访昆仑山西王母的石屋，随风雨而上天下地，炎帝的小女儿十分羡慕，追随他而学道，最终得以修炼成仙，与他一齐登天而去。

在这些古籍文献记载的有关炎帝女儿们的动人传说中，虽然看似荒诞离奇，但细细品味仍可从中看到炎帝神农时期的诸多人文社会现象。从帝女桑的故事可以推测炎帝的后人已掌握了基本的桑蚕养殖知识；从炎帝少女的故事可知，其时的人们已对雷、风、雨这些自然现象有所认识；从瑶姬的故事则可以推断，我国最早的原始农业发祥地之一——云梦地区（湖北西北部及河南东南部）也曾是炎帝及其后裔传人的活动区域。

二、炎帝传八世

《春秋命历序》中提到："炎帝传八世，合五百二十岁。"关于炎帝的八世子孙可见于文献《史记·补三皇本纪》《帝王世纪》《路史后记》《古今通系》等诸多典籍中。如《史记·补三皇本纪》中有："神农纳奔水之女曰听䫂为妃，生帝魁，魁生帝承，承生帝明，明生帝直，直生帝釐，釐生帝哀，哀生帝克，克生帝榆罔。"此记载为炎帝下传八世，而《帝王世纪》中有载："炎帝……纳奔水氏女，曰听䫂，生帝临魁，次帝承，次帝明，次帝直，次帝釐，次帝哀，次帝榆罔，凡八世合五百三十年。"此为炎帝共传八世，此说法流传最广。其中，北宋时期《通志》更详细地记载了炎帝部落每一位传人的在位年限："炎帝……纳奔莽水氏之女听䫂，生临魁，嗣神农，曰帝临魁，在位八十年，（或云六十年），帝承嗣，在位六十年（或云六年），帝明嗣位四十九年，帝直嗣位四十五年，帝釐嗣位四十八年，帝哀嗣位四十三年，帝榆罔嗣位五十五年（嗣即继承之意）。诸侯相侵，帝不能正，黄帝征之，天下尊为天子，炎帝遂绝，自神农至榆罔五百年。"传说中，炎帝部落传八世子孙，第一世为生于姜水、带领神农部落繁荣昌盛的炎帝神农氏；第二世为神农氏之子炎帝临魁，帝临魁在位时主要活动的区域可能在今洛阳一带，如《元丰九域志》中有"神农法五谷于谷城"的记载，但这里的神农按史书年代计算应推测为后嗣；第三世为炎帝承，关于帝承的史绩，何光岳先生在《姜炎文化·炎帝八世考》中考证，帝承时期的一个显著特点就是完善了部落朝贡的税收问题，可见其时私有制财产积累已出现，而且氏族间各种管理制度已初具规模，原始社会正向文明社会的开端迈进；第四世为炎帝明、第五世为炎帝直、第六世为炎帝釐、第七世为炎帝哀，此四帝之史迹、事迹较稀少；第八世为炎帝末世榆罔，是炎帝八世传人中比较著名的一个人物，后世所谓的"炎黄争霸""炎黄盟约"中的炎帝按八世传人的说法推测应指榆罔。榆罔自"炎黄争霸"败北于阪泉之战，标志着炎帝世系的衰亡，黄帝世系的崛起，从此黄帝取代炎帝榆罔而成为中原霸主。

关于炎帝传八世的古书记载较多，但在《吕氏春秋·慎势》中也有不同的说法："神农十七世有天下"，认为炎帝神农不仅只有八代传人，而是下传了十七世，结合当时人们有限的生产力水平和寿命，这种说法也有其合理性。因此，有部分学者推断炎帝八世的说法只是指炎帝氏族系统中较杰出的八代首领，而后世称颂传播的炎帝神农的故事传说则可能是各代炎帝氏族首领们英雄事迹的综合体现。

三、炎帝后裔

在"炎黄争霸"中，虽然炎帝部落被黄帝部落打败，但是后世却没有直接自谓黄帝的传人，而更多将炎帝和黄帝并列，自称"炎黄子孙"。这是因为前文提到的炎帝和黄帝两位首领不是以一种对抗的方式，而是以一种依附、传承、相互帮助的方式来传递权力、结成联盟，如《国语·晋语》所提到的："黄帝以姬水成，炎帝以姜水成。成而异德，故黄帝为姬，炎帝为姜。二帝用师以相济也，异德之故也。"

因此，炎帝部落并没有随着"炎黄争霸"而销声匿迹，而是不断发展壮大，并逐渐分化成很多氏族部落。据《世本》记载，炎帝在先秦时代已分出107个氏国（古国），遍布今陕、甘、青、晋、鲁、豫、川、黔、鄂、湘等广大地区，成为中华民族的重要组成部分。这些氏族部落由于天灾人祸或自然条件的改变向四方迁徙，足迹遍及中华大地，其后裔繁衍甚至超越中华民族的版图而到达东南亚、南美洲和北美等地，比如东南亚的越人、寮人都自称炎帝神农的后代，在中国香港和台湾，以及日本等周边国家也不乏炎帝后裔及其祖先祭祀的圣地。

《山海经·海内经》中曰："炎帝之妻，赤水之子听訞生炎居，炎居生节并，节并生戏器，戏器生祝融，祝融降处江水，生共工……共工生后土……"《山海经·大荒北经》中也有"后土生信，信生夸父"的记载。而《国语·周语下》中也提到："共工，诸侯，炎帝之后，姜姓也。"在这些传说中，后人所熟知的神话人物如祝融、共工、夸父都被认为是炎帝氏族的后裔传人。此外，《山海经·大荒西经》中还记载："缙云氏，姜姓也，炎帝之苗裔。"《华阳国志·蜀志》中记载："蜀之为国，肇于人皇与巳同囿。"因此，在我国的湖南、湖北、四川、山东、河南、浙江、云贵等地均能找到炎帝族裔的遗迹。

概而言之，炎帝族裔在中华大地上星罗棋布，并不断地繁衍生息、分化和迁徙。今天我们已经无法辨析出谁是黄帝的后裔，谁是炎帝的子孙，但可以确定的是，每一个中国人的血脉里都可能流淌着炎帝神农氏的血液，炎帝传人上下传承五千年，生生不息，也必将继续薪火相传，千古流芳。

第二章

炎帝与炎帝陵

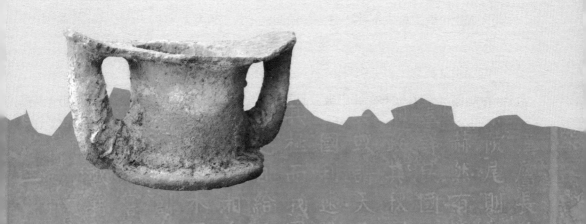

第一节｜炎帝的湖湘身影

据《国语·晋语》记载："昔少典娶于有蟜氏，生黄帝、炎帝。黄帝以姬水成，炎帝以姜水成。成而异德，故黄帝为姬，炎帝为姜。二帝用师以相济也，异德之故也。"这是中国历史最早记载炎帝、黄帝诞生地的史料，此记载中的炎帝为炎帝神农氏，别号烈山氏。

"炎"字由两火构成，代表烈焰、太阳、热气等。炎帝族之所以称"炎"，与他们依靠太阳与火为生，并且崇拜太阳与火有关。农作物的生长成熟需要阳光，食物的烹饪及取暖需要火焰的帮助，这便形成了最初人类对太阳与火的崇拜。他们将懂得阴晴冷暖和善于利用火焰的人奉为首领，并将其称为"炎"。久而久之，这个民族便以"炎"著称，而其首领则被称为"炎帝"。由此可知，"炎帝"并非某一个人，而是代代相传的一群首领。从神农起，姜姓部落共有八世炎帝——神农生帝魁，魁生帝承，承生帝明，明生帝直，直生帝釐，釐生帝哀，哀生帝榆罔，传位 530 年。

一、湖南炎帝陵的由来

湖南炎帝陵位于株洲市炎陵县鹿原镇鹿原陂，自宋乾德五年（967 年）建庙之后，距今已有千余年历史。随着历代王朝的兴衰更替，炎帝庙亦历尽沧桑，屡毁屡建。关于株洲炎帝陵的由来，学界有以下两种说法：

其一，炎帝神农氏"生于姜水"，葬于"长沙茶乡之尾"，即今湖南省株洲市炎陵县西北部的鹿原陂，故有炎帝陵。晋代皇甫谧所著《帝王世纪》记载：炎帝神农氏"在位一百二十年而崩，葬长沙"。宋代罗泌所著《路史》记载：炎帝神农氏"崩葬长沙茶乡之尾，是日茶陵，所谓天子墓者。"王象之编著的南宋地理总志《舆地纪胜》记载更为具体："炎帝墓在茶陵县南一百里康乐乡白鹿原。"

其二，第九代炎帝榆罔是继炎帝神农一世烈山氏姜石年后的第八位帝王，与黄帝公孙轩辕同时代人。榆罔居于空桑，后来诸侯相互侵伐，暴虐百姓，其中以蚩尤最为暴虐。榆罔势力已经衰弱，没有能力进行征伐，于是被迫居于涿鹿。诸侯公孙轩辕实懋圣德，平定了天下暴乱，所以诸侯都归顺了他，故而代替榆罔而治理天下成为天子。榆罔在位 55 年，降封于洛。因耻于受封，遂率本部落联盟跋涉神农架，横渡长江，游居湘南。在这里，为了"寻裹腹之谷，找治病之药"，炎帝率众在汝城作耒耜，在安仁尝百草，在嘉禾播嘉谷，死后葬于长沙茶乡之尾。当地民众仍以帝王之礼厚葬了他，其陵墓即今湖南炎陵的炎帝陵。

二、炎帝与湖湘文化

由于历史久远难以考证，后世可能无法断言究竟是初代帝神农葬于湖南还是九代帝榆罔葬于湖南，但炎帝对湖湘先民的繁衍生息所做出的巨大贡献和无私帮助却是无法磨灭的。

炎帝改变了先民长期习惯的攫取天然食物的生活方式，而造成这种转变的原因是由于人口增长与人均天然食物资源短缺之间的矛盾日益突出引起的。据《白虎通》记载："古之人民皆食禽兽肉，至于神农，人民众多，禽兽不足，于是神农因天之时，分地之利，制耒耜，教民农作。神而化之，使民宜之，故谓之神农也。"古代原始社会人很少而禽兽很多，所以都吃禽兽肉。到炎帝烈山氏部落出现的时候，由于人口大量增加，天然的食物已经无法满足人们的裹腹需求。此时，首领炎帝必须找到新的食物来解决大家的温饱问题。而《淮南子·修务训》记载："古者，民茹草饮水，采树木之实，食蠃蚌之肉，时多疾病毒伤之害，于是神农乃始教民播种五谷……"说明当时不仅食物短缺，而且茹毛饮血的生活使得先民经常面临疾病和食物中毒的威胁。荀爽《诗传》中提到："（炎帝）始教造田，谓之田祖。先为稼穑，谓之先啬。神其农业，谓之神农。"此外，《嘉禾县学记》记载："嘉禾，故禾仓也。炎帝之世，天降嘉种，神农拾之教耕作，于其地为禾仓，后以置县，循其实曰嘉禾县。"这说明炎帝神农在湖南嘉禾发现了嘉种，并教人们耕作，嘉禾应该就是现在的水稻。由此可知，是炎帝发现了农作物的种子并教授其族人种植农作物的方法，他带领其族人经过长期观察积累经验，熟悉稻谷的生长规律，加以适当照管，及时把握采集季节。作为纪念，湖南嘉禾县这一地名保存至今。

除了农作物种子外，炎帝还教人们制作劳动工具。《逸周书》记载："神农之时，天雨粟，神农遂耕而种之，作陶冶斧斤，为耒耜钮耨，以垦草莽，然后五谷兴助，百果藏实。"而《易经·系辞下》记载：神农氏"斫木为耜，揉木为耒。耒耨之利，以教天下。"另据《衡湘传闻》记载：神农氏之裔"赤制氏，作耒耜于郴州之耒山"。炎帝在湖南郴州的一座山脉附近创造了劳动工具——耒耜，故而该山被称为耒山，而下发源的一条河流被称为"耒水"。"耒水"全长35km，流经桂东、汝城、资兴、郴县、永兴、宋阳、衡阳等七县，耒阳县也因在耒水之阳而得名。炎帝不但发明了农耕，而且还教授人们管理耕作的技术。原始农业的耕作方式实行撂荒耕作制，这一时期耕作技术的特点是刀耕火种，以后逐步发展为火耕水耨。耒是原始农业早期使用的一种重要农具，由采集时代的一些工具过渡而来。基本形制是一根适合用手握的木棒，将木棒的两端砍成、或磨成、或烧成尖状而成。耒的主要功能是为播种时在土面戳一洞穴，再把种子放入穴中。耜的最初形状是略带小梗的竹木、石片、骨角、蚌片，捆扎在耒的下端，主要用于挖掘、耕地、除草。耒耜是由耒与耜两种农具结合演变而成，这就是犁的雏形。这种农具因发明于湖南境内，故较适用于南方稻作。耒耜犁作为耕作工具，与牛的驯化和饲养密切相关。因此，炎帝神农部落是最先驯化和养殖牛的部落。古籍中将炎帝神农氏的长相描述为"人身牛首"，但这并非因为炎帝真的是半人半兽，而是对炎帝驯养牛用来犁地造福人类的一种纪念。《炎陵志》提到："牛者，农之所资也。习俗讹言，因是谓神农。"这也是最古老的石碑神农执耒图要在炎帝头上添两只牛角的真正原因。"人身牛首"是体现炎帝神农在农业上功绩的形象。炎帝制耒耜，种五谷，奠定了农工基础。耒耜的使用和种五谷，解决了民以食为天的大事，促进了农业生产的发展，为人类由原始游牧生活向农耕文明转化创造了条件。

此外，炎帝还治麻为布，使民着衣裳；做五弦琴，以乐百姓；削木为弓，以威天下；制作陶器，改善生活。据《世本》下篇载，神农发明了乐器，他削桐为琴，结丝为弦，这种琴后来叫神农琴。神农琴"三尺六寸六分，上有五弦，曰：宫、商、角、徵、羽"。这种琴发出的声音，能道天地之德，能表神农之和，能使人们娱乐。在陶器发明前，人们加工处理食物，只能用火烧烤，有了陶器，人们对食物可以进行蒸煮加工，还可以贮存物品、酿酒、消毒。陶器的使用，改善了人类的生活条件，对人类的饮食卫生和医药发展产生了深远的影响。

除基本生活需求外，医药总是人类发展史中必不可少的一环。《淮南子》记载神农氏"尝百草之滋味，水泉之甘苦，令民知所辟就。当此之时，一日而遇七十毒"。《路史·外纪》亦云：炎帝神农氏"磨蜃鞭芨，察色，尝草木而正名之。审其平毒，旌其燥害，察其畏恶，辨其臣使，厘而三之，以养其性命而治病。一日间而七十毒，极含气也"。《韩非子·五蠹》说："民食蛤，腥臊恶臭，而伤害腹胃，民多疾病。"炎帝神农及先民们在采集活动中逐渐发现，由于误食了某些动植物会发生呕吐、腹痛、昏迷，甚至死亡。相反，吃了某些动植物，能消除或减轻身体的一些病痛，或解除因吃了某些动植物而引起的中毒现象。在渔猎生活中又发现，吃了某些动物的肢体、内脏，能产生特殊的反应。经过长期的实践，人们便能逐渐辨识许多动植物，了解它们的功效，遇到患某种疾病的情况，便有意选择某些动植物进行治疗。正是这种以身实践和探索的精神，奠定了中医学的基础，开创了中华民族的中医学文化。相传神农尝百草，日遇七十毒。后人为了纪念他，将中国的第一部药学著作命名为《神农本草经》。而湖湘人民为纪念炎帝为湖湘医药发展做出的贡献，特在茶陵建"尝药亭"，于炎陵建"百味亭"，希望代代湖湘子孙能够将炎帝的大爱、奉献和求索的精神铭记于心。

三、湖湘炎帝陵的文化价值

炎帝辛劳一世，最终崩葬于长沙茶乡之尾。古地名凡以"陵"命名者，皆因葬有古帝王之墓，加之这里出产茶叶，因此被称为"茶陵"。炎帝在湖南留下的农作文化遗迹和传说是丰富而动人的，表明炎帝氏族在远古时期对湖湘地域的生产生活及经济社会发展给予了巨大的帮助，为后世湖湘文化的兴盛打下了坚实的基础。时至今日，海峡两岸的炎黄子孙每年都会到炎帝陵参加盛大的祭祀活动，1993 年至今，湖南省、株洲市政府先后举办大型公祭大典活动 30 余次，组织民间文化祭祀活动 5000 余次。人们通过对炎帝陵历史变迁的认知与研究，能够更好地认识和了解中华五千年的发展史，对中华民族的文化精神有更深的领悟，对于继承和发扬中华民族的优良传统和优秀文化有了更强的使命感。炎帝陵的文化价值主要体现在两方面：

一是体现在文明发展和文化传承方面。作为中华民族的人文始祖，炎帝创立了农耕文化、中医药文化、工业文化、商贸文化、民族音乐等，从不同层面极大地丰富了人们的生产生活，使先民的生存质量得到了大幅度改善，中华文明的创立和发展就此向前推进了一大步。中华民族自古就有慎终追远、尊祖敬祖的优良传统，数千年来，人们因纪念炎帝而逐渐形成了庄严盛大的炎帝陵祭典。著名湖湘文化学者朱汉民先生认为，湖南炎帝陵的修建和祭祀活动有政治意义，当时的朝廷倡导民众信仰炎帝神农，是避免其相信鬼的习俗。如今炎帝陵祭典谨循祖制，公祭典礼一般按九项仪程举行，即击鼓九通、鸣金九响、鸣炮奏乐，敬献贡品，乐舞告祭（大合唱），敬香，敬献花篮，全体鞠躬，恭诵祭文，敬焚帛书，鸣炮、奏乐、礼成等。该祭典从仪式、音乐、舞蹈、祭文等各方面都蕴含着丰富深厚的文化内涵，成为华人世界令人瞩目的代表性祭典活动，并于 2006 年收录于第一批国家级非物质文化遗产名录。

二是体现在民族情感与民族精神方面。从民族情感上说，炎帝陵的重大社会价值在于承载着炎黄子孙慎终追远、尊祖敬祖的优良传统和寻根情感。随着炎帝陵祭典的社会影响力不断提升，炎帝陵文化在海内外得到更为广泛的传承与弘扬，不仅唤起了炎黄子孙强烈的归属感和家园情怀，而且极大地增强了爱国主义精神和民族凝聚力，有助于炎黄子孙同心协力为实现国家的繁荣昌盛和中华民族的伟大历史复兴而努力奋斗。从民族精神而论，炎帝在带领人民进行创新发展的历史中展示了其坚忍不拔的开拓精神、百折不挠的创新精神、自强不息的进取精神、大公无私的奉献精神。这些精神都是中国传统文化中宝贵的财富，也是中华民族融入血脉的精神基因，值得我们发扬光大。

炎帝陵对炎帝精神的核心理念进行了重塑，提炼出上述现代性的核心价值理念。当代的"炎帝精神"不论从内容还是表述上看，都是一种现代性的精神体现。首先，从内容和表述方式来看，这是一种直截了当、内容明确的表述，没有通过其他任何诸如神话、神圣、神秘的方式来表述；其次，充分体现了时代性，开拓、创新、进取、奉献将当前时代性的显著特征都涵盖在内；最后，标志着核心价值理念的转换。作为民间信仰，其核心理念是宗教世界观，并通过神学的理论表述出来。炎帝精神没有任何宗教世界观和神学的影子，也没有原始宗教的神秘色彩，完全是现代性的中华民族精神的科学表述。

因此，虽说炎帝神农本身具有一定的神幻和宗教色彩，但在炎帝陵对其思想内涵进行再提炼和再改造后，其科学和现代的部分越来越多，神话和宗教色彩越来越少。"炎帝精神"等民间信仰通过传统文化再造功能已经发生了转换，其传统单一的祭祀功能已经转换为民俗文化、文物保护、非物质文化遗产保护、生态保护、旅游休闲、经济开发等多元化的现代性功能。"在当今社会，民间信仰'神'的一面正在隐去，而其娱乐和文化功能却日益凸显出来，这是一种历史的进步。"民间信仰的世俗化过程就是民间信仰的传统功能向现代性功能的转换过程，就是由世俗化到现代化的发展过程。利用好民间信仰的再创造，可以更好地深化和传播中国传统文化精神及湖湘文化，这便是炎帝陵文化带给我们最为深远的思考和展望。

第二节 ｜ 炎帝最后的脚步

炎帝，号神农氏，人身牛首，为华夏始祖神。在民间一直传颂着炎帝制耒耜、种五谷、尝百草、治麻布、做弦琴、削木弓、制陶器的事迹，为中华民族缔造了最初的文明，对农、工、商、医、文等各领域都有卓越的贡献，一直受到后世炎黄子孙的敬仰和祭祀。相传炎帝以身试药，一日而遇七十毒，某日炎帝遇到了一种叶片相对而生的藤，开着淡黄色的小花，他摘了几片嫩叶放到口中品尝，刚嚼碎咽下，就毒性大发，还没来得及吃解毒药，炎帝的肠子就已断成了一小段一小段的，这种藤就命名为断肠草，而最终炎帝神农因误服断肠草而中毒身亡。炎帝身故之后葬于湖南炎陵县，史料记载最早见于晋代皇甫谧撰写的《帝王世纪》："（炎帝）在位一百二十年而崩，葬长沙"，宋代罗泌撰《路史》进一步详细记录："崩葬长沙茶乡之尾，是日茶陵。"

除了作为华夏始祖神的炎帝神农外，炎帝也作为世代部落的首领沿袭称号。《史记·五帝本纪》载："神农氏衰"之后，有炎帝、黄帝、蚩尤三大诸侯争战。炎、黄"三战"，最后炎帝战败，战败之后炎帝部族开始向南迁徙而到湖南，衡阳、耒阳多地都留有炎帝部族的身影，最终炎帝部族主支到了长沙之尾的茶陵，死后炎帝遂葬于茶陵，即现在的炎陵县。为何炎帝部族会择茶陵而栖？唐代陆羽在《茶经》中说到："茶之为饮，发乎神农氏"，《神农本草经》云："神农尝百草，日遇七十二毒，得茶而解之"，因而神农也被尊称为茶祖，其后人也尚茶。而茶陵此地，陆羽云："茶陵者，所谓陵谷生茶茗焉"，《元和郡县志》载："茶陵县，南临茶山，故名"，茶陵气候、水地适宜茶叶生长，是我国最早以茶为名作县的行政区，以茶闻名，所以不难看出为何炎帝部落迁徙至炎陵定居。且"陵"指帝王的安葬之地，可看出炎帝安葬于此。罗苹为其父罗泌所著《路史》作注说："今陵山尚存二百余坟，盖妃后亲宗子属在焉。"，由此可见炎帝子嗣在湖南炎陵的兴旺。

一、炎陵其地

从炎帝生平事迹及部族迁徙轨迹可看出炎帝与炎陵此地渊源颇深。炎陵县，战国时期属楚国地域苍梧郡蝶县，秦灭楚后属长沙郡攸县，汉代属长沙郡茶陵县，之后随着朝代的迭起行政区划分不断变更，至唐朝，重新设置了茶陵县。北宋时仍属茶陵县，南宋嘉定四年析茶陵军康乐、霞阳、常平三乡置酃县，直至 1994 年，因"邑有圣陵"——炎帝陵，报经国务院批准，酃县改名为炎陵县。

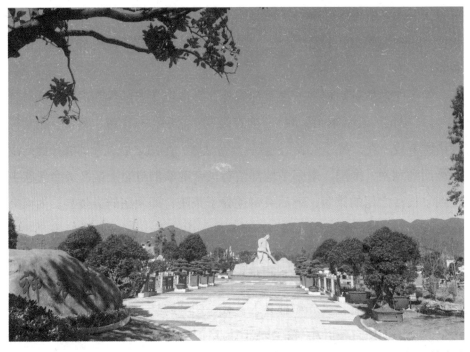

神农园

　　炎陵县地处湘东南边陲、井冈山西麓，全县总面积 2 030km²，其中山地面积占总面积的 86.9%，自然生态环境优美，炎陵城北面是绵延的山峰，像巨龙盘旋在北面，依山向阳，地处"龙脉"，是不可多得的风水宝地。此外，炎陵县是湖南省文物大县，文物数量多、等级高。根据第三次全国文物普查确认，炎陵县共有已知文物点 243 处，已公布的文物保护单位 61 处，其中，全国重点文物保护单位 2 处，人文景观丰富。炎陵县有许多山水地名，留下了炎帝的足迹与传说，其中最为著名的景点为炎帝陵。炎帝陵自宋太祖乾德五年建庙，迄今已有千余年历史。此外，还有湖南最高峰神农峰，以及传说中炎帝神农采药的神农谷（桃源洞），其间留有神农脚印、洗药潭、捣药臼、藏药洞、晒药台等胜迹。在炎陵的民俗文化中有"吊鲤子茅""春分赶社""植杖踩田""抬狗求雨""火龙烧虫""尝新赏狗""逢圩赶场""过年息民""崇火祀灶"等民俗活动，皆与炎帝神农密切相关。

当前除去湖南省株洲市炎陵县炎帝陵外，陕西省宝鸡市渭滨区神农乡、山西省高平市故关村和河南省商丘市柘城县也打造有炎帝陵。陕西炎帝陵位于常羊山，传说炎帝母亲登常羊山时，看见神龙，受到感应生下炎帝，幼时的炎帝常在九龙泉沐浴，后人就在此修建陵庙祭祀。山西炎帝陵被称为"皇坟"，传说这里是炎帝神农尝五谷的地方，后人就在此修陵庙祭祀。河南炎帝陵是炎帝朱襄氏的陵墓。根据《辞源》援引《吕氏春秋》注释."朱襄氏，古天子，炎帝之别号也。"

在众多炎帝陵中，炎陵县炎帝陵最为正统。自汉代起，祭祀炎帝遂成习俗，宋乾德五年建炎帝陵后，朝廷官府祭祀炎帝神农的活动均在炎陵县炎帝陵举行，至清朝末年，历代帝王祭祀炎帝陵200多次，香火不断。炎帝陵碑廊中存放的56座官祭碑文，多是皇帝亲下御旨，祭祀规格极高。新帝即位，要遣官到炎帝陵祭拜昭告天下，以正其名。中华人民共和国成立后，党和国家领导人也多次前往视察与祭拜，直至如今炎陵县每年都会举行祭祀大典。江泽民同志亲笔题陵

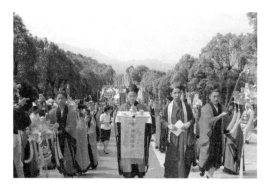

炎陵祭祀

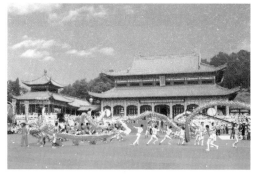

百龙祭始祖

名——"炎帝陵"，胡耀邦同志题写了"炎帝神农氏之墓"墓碑，陈云等中央领导先后为炎帝陵题词。由此可见，炎陵县炎帝陵具有权威性与正统性。此外，炎陵县炎帝陵有着深厚的民族认同感、影响力及感召力。港澳台同胞及海外侨胞、各单位及民间群众络绎不绝地前往炎陵县炎帝陵祭拜，1988年以来，共有1500万人次的海内外炎黄子孙前来寻根祭祖，每年清明节期间，来炎陵致祭者杀鸡累数百，炎帝陵附近溪水都为之染红了。

山不在高，有仙则名；水不在深，有龙则灵。夫仙与龙且然，况帝王托迹之处哉！炎陵县拥有独特的资源优势、独有的文物名胜，风景与人文的交汇，历史和今天的交融，自然天成造就了炎陵的人杰地灵，炎陵县炎帝陵已成为华夏子孙寻根祭祖的民族圣地。

二、弘扬炎帝文化

炎帝最后的脚步停留在炎陵，长眠于炎帝陵，受世世代代炎黄子孙的敬仰与祭奠。炎帝陵作为炎帝文化的重要组成部分，是炎帝文化的象征，是炎黄子孙的精神寄托之地，我们要开发好炎帝陵景区，讲好炎帝陵的故事，弘扬好炎帝文化，传承好中华传统文化。

党的十八大报告提出，2020年要全面建成小康社会，小康社会的建成不仅要经济跟上，满足人们的物质需求，同时文化建设也要满足人们的精神需求。炎帝陵景区作为国家5A级旅游景区、国家级风景名胜区，同时也是全国重点文物保护单位、全国爱国主义教育示范基地，炎帝陵祭典更是被收录于第一批国家级非物质文化遗产名录，有着优美自然风光的同时也是中华民族优秀传统文化的展示地与传承地。发展炎帝陵文化旅游，在促进地区经济发展的同时能丰富百姓的精神文化，符合全面建成小康社会的需求。目前，炎陵旅游客源市场已拓展到全国20多个省市及东南亚地区，但客源以散客为主，自驾游散客占游客总人数的80%以上。要加大官方宣传力度，运用新媒体展开网络传播，挖掘炎帝文化内涵，开展具有鲜明特色的旅游主题及旅游线路。

一是祭祖旅游。开展炎黄子孙寻根之旅，与各地炎帝故里、遗迹联合宣传，追寻炎帝的足迹，了解炎帝生平事迹。当前，炎帝陵创作了《祭炎帝》《我根是炎黄》等祭祖曲目，编创了《八佾舞》《炎帝》等祭祖舞蹈，编排了《炎帝颂》《炎帝》等大型舞蹈情景剧，要将这些表演常规化，让参观者能在不同时间段欣赏到节目，感受到炎帝文化的魅力。

二是爱国旅游。《淮南子·主术训》言："昔者神农之治天下也，神不驰于胸中，智不出于四域，怀其仁诚之心。"炎帝一心为民、甘于奉献、敢于牺牲的赤子之心值得世人尊重与学习，加之炎陵县丰富的红色旅游资源，有全国首家红军标语博物馆、万寿宫、洣泉书院等革命旧址，可以打造红色旅游路线，凝聚爱国情怀。

三是中医药文化旅游。神农尝百草，始有医药，炎帝是中华民族和农耕文明的始祖，也是中医药文化的始祖。打造炎陵神农中医药文化纪念馆，展示炎帝与中医药的历史渊源，讲述中医药的起源与发展，让炎帝陵成为中医药文化科普宣传基地，并借助炎陵县得天独厚的自然环境优势——亚洲第一氧吧神农谷国家森林公园来打造中医养生产业。

习近平总书记说："只有坚持从历史走向未来，从延续民族文化血脉中开拓前进，我们才能做好今天的事业。"炎帝文化是中华文化血脉的根脉，我们从炎帝的文明开始延续中华民族五千年的传承与发展。我们同为炎黄子孙，血脉相承，对于炎帝文化有着强烈的认同感，弘扬炎帝文化能够激荡起中华儿女的民族精神、爱国情怀，增强民族自信心与凝聚力，中华民族的伟大复兴终将在一代代炎黄子孙的不懈奋斗中得以实现！

第三节 | 炎帝陵里观神农

一、炎帝与炎帝陵

炎帝陵是中华民族始祖炎帝神农的安息地，目前，我国共有四处炎帝陵。位于湖南省株洲市炎陵县的湖南炎帝陵久负盛名且有明确文献记载，并自宋朝伊始不断进行修缮工作，经行祭祀活动。据《酃县志》记载，此地西汉时已有陵，西汉末年，赤眉军起义，社会动荡，为保护陵墓，邑人曾将陵墓封土推平等。据《史记》载，炎帝葬于茶山之野。虽然提到所葬之地但并未有明确地点，晋之前都未有确切出处。晋代皇甫谧所著《帝王世纪》明确记载，炎帝在位一百二十年崩，葬长沙。《后汉书·郡国志》记载，炎帝神农氏，葬长沙。唐徐坚的《初学·地理·衡山》中记录："下踞离宫，摄位火乡，赤帝馆其岭，祝融托其阳，故号南岳。"这里的赤帝即炎帝。唐朝司马贞所著《补三皇本纪》中写道，炎帝初都陈，后居曲阜，立一百二十年，崩葬长沙。《路史》作者罗泌将炎帝所葬确切位置记为茶陵，云："崩葬长沙茶乡之尾，是日茶陵，所谓天子墓者。"其子罗苹作注在《后纪》中载："今陵山尚存二百余坎，盖妃后亲宗子属在焉。"该地位于湖南东部，唐后称茶陵，管辖今茶陵、酃县二县。陆羽引《茶陵图经》中说道："茶陵者，所谓陵谷生茶茗焉。"可见茶陵因茶得名，且茶树生长繁茂。在南宋地理总志《舆地纪胜》中，王象之记载得更为具体："炎帝墓在茶陵县南一百里康乐乡白鹿原。"在 1211 年，朝廷将康乐、霞阳、常平分出来建立酃县，自此炎帝陵就在酃县。张绪穗在 1989 年发表文章倡议湖南酃县改为炎陵县。在 1994 年，经过中华人民共和国国务院批准，酃县改为炎陵县。从此，北有黄陵县，南有炎陵县，隔空相望，表现出作为炎黄子孙不忘根本的情怀。

二、炎帝陵的历史变迁

《淮南子·天文训》中载："南方火也。其帝炎帝，其佐朱明，执衡而治夏，其神为荧惑，其兽朱鸟，其音徵，其日丙丁。"《通典·职官》云："神农氏以火纪，故为火师火名。"《史记·五帝本纪·正义》云："（神农氏）有圣德，以火德王，故号炎帝。"由此可以看出炎帝主与火相关的事物。而宋以火运为其德运，《宋史·礼志》中记载，太常博士聂崇义提出皇帝以火德上承正统，请奉赤帝为感生帝，每岁正月，别坛而祭，以服火德。罗泌在《路史》中记载："太祖抚运，梦感见帝，于是驰节觅求，得诸南方。"在茶陵县南一百里的康乐乡（现炎陵县塘田乡）鹿原陂，宋太祖寻得炎帝陵。宋朝廷当时在此建庙，设前后二殿，用于祭祀神农和赤松子（炎帝药师，一曰雨师），同时设立专门管理庙陵的职位。自此之后，炎帝陵继续着修葺和祭祀活动。后来遭受兵火，庙毁陵存。直到1186年，知州事刘清之请奏复建炎帝陵。《明史》记录陵寝发者掩之，坏者完之，庙敝者葺之，经行了明朝

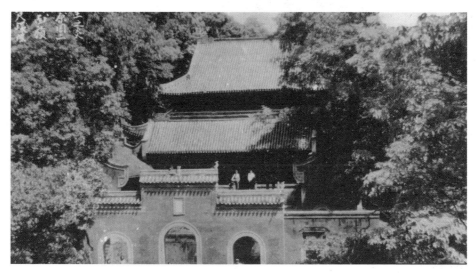

20 世纪 50 年代的炎帝陵殿

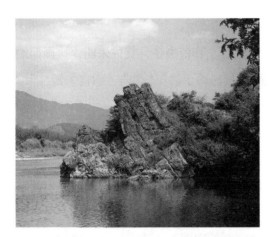

龙垴石

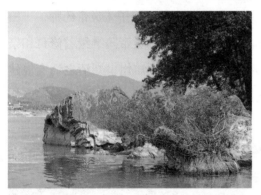

龙爪石

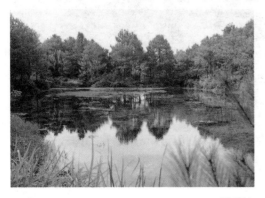

洗药池

第一次修缮。第二次修缮在《酃县志·炎陵》中有记载，进一步扩大了炎帝陵的规模。再者就是酃县县令廖宋重修炎陵。由此看出，虽然从宋以后一直有炎帝陵的修葺且记录也很详尽，但是大体上没有改变，都是进行修缮而不是大规模的改建。到了清朝，炎帝陵的改动基本定制。1733年，知县张浚按照清统一颁布的古帝王陵寝格式进行了重建，建成四进格局，陵庙也改称陵殿，整体格局仿照皇宫建筑。

中华人民共和国成立之后，炎陵也是历经波折。在1954年的除夕，由于香客祭祀焚烧香烛点燃彩旗致使炎陵失火，其正殿和行礼亭被烧。再者，20世纪70年代前后，除了陵墓外，陵殿及其附属建筑，朝房、碑房、午门及围墙等皆遭受重创。

1983年，全国人大代表有23人联名提议重修炎帝陵。

1984 年，酃县和株洲市先后开始筹备修复炎帝陵的工作。1985 年底，湖南省政府批专款重修炎陵的主殿。1994 年，酃县更名为炎陵县。1996 年，国家将炎帝陵列为第四批全国重点文物保护单位。2012 年，国务院将炎帝陵列入第八批国家级风景名胜区。2020 年，湖南省株洲市炎帝陵景区被正式授予国家 5A 级旅游景区。1988 年炎帝陵修复胜利结束，已恢复或新建开放的自然、人文景观 20 多处，主要有炎帝陵殿、御碑园、皇山碑林、天使公馆、圣火台、神农大殿、朝觐广场、神农大桥、白鹭亭、崇德坊、鹿原陂、龙垴石、龙爪石、洗药池、邑有圣陵等自然景观，均是引人入胜的风景。

三、炎帝陵的主体建筑

重修后的炎帝陵主体建筑分为五进。第一进为午门，穿过午门便看到矗立的高大汉白玉石碑，上面刻有"炎帝陵"，这是国家领导人江泽民于 1993 年 9 月为炎帝陵的题词。

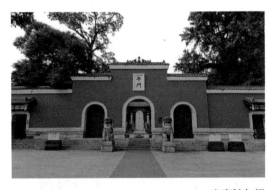

炎帝陵午门

石碑左边卧有一只鹿，右边立有一只鹰，传说炎帝的生母名女登，她生下炎帝石年后就去山上找野果。石年醒来后，哭声被九玄女王听到，于是命仙鹿作为他的奶娘给其喂奶，神鹰作为他的养母为其遮阴，这就是后世传说中炎帝的另外两位母亲。

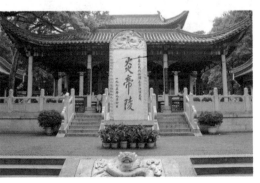

江泽民同志的题词

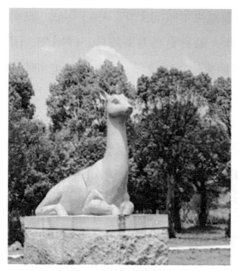

炎帝的乳娘——仙鹿

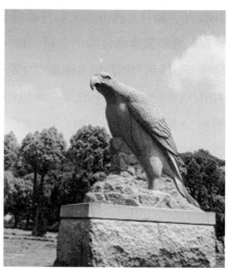

炎帝的养母——神鹰

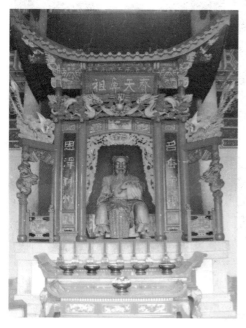

炎帝金身塑像

第二进为行礼亭。行礼亭是宰牲祭陵、烧香祭祖礼拜的地方，中间为一张石祭台，行礼亭上方悬挂有"民族始祖，光照人间"的横匾，是全国政协副主席周培源所手书；两旁是碑坊，里面放置8块清朝原始御祭碑和民国原刻的记事碑。

穿过行礼亭就是主殿，即第三进。主殿是炎帝陵最高大的建筑，门前回廊的两根大石柱上悬挂一副楹联："制耒耜奠农工基础，尝百草开医药先河"，概括了炎帝一生中最重要的三大功绩；大殿门额上悬挂一块横匾："炎黄子孙，不忘始祖"，这是陈云同志83岁高龄时题写的。炎帝金身塑像在主殿，左手持一束稻穗，右手拿两朵灵芝，两腿之间放着一只竹筐，里面装满他亲手采回的药草，体现炎帝的三大功绩——奠农、工基础，开医药先河。

第四进为墓碑亭。墓碑亭正中放置一块汉白玉石碑，上面刻着"炎帝神农氏之墓"，是胡耀邦同志于1985年5月15日题写的。

亭后为炎帝神农的陵墓，即第五进。炎帝陵殿中轴线东侧为神农大殿，占地面积2万余平方米，建筑面积1413平方米，清式仿古建筑。神农大殿宽37米，进深24米，高19.6米，由主殿、东西配殿、连廊和两个四方亭组成。主殿外廊挺立着10根浮雕蟠龙石柱，高5.4米，直径0.8米，蟠龙栩栩如生，石柱为福建花岗岩整石制作。"神农大殿"匾额为中国书法家协会主

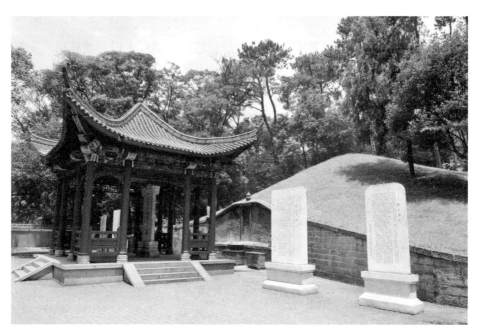

墓碑亭

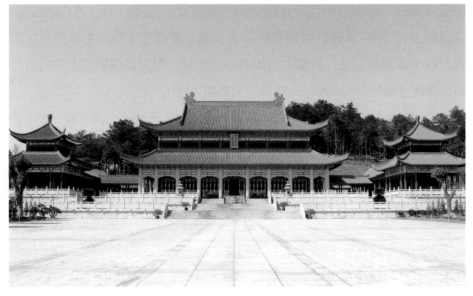

神农大殿

席沈鹏先生题写。神农大殿以南依次有祭祀广场、朝觐大道、龙珠桥、朝觐广场、咏丰台、龙珠大道、圣德广场等建筑。

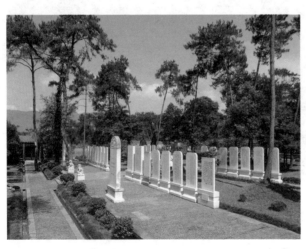

御碑园

炎帝陵殿中轴线以北为御碑园，占地面积640平方米，建筑面积280平方米，由碑廊、九鼎台、神农功绩图等构成。炎帝陵从宋太祖建庙祭祀以来，历代皇帝便"三岁一举，率以为常"，每次祭祖完毕就会刻一块御碑以作纪念。根据史书记载，明清一共有御碑 51 块，明朝最早的御碑是明太祖朱元璋洪武四年祭祀的祭文碑。明朝的御祭碑除明太祖外，其余全部为皇帝继位元年的御祭碑，祈求祖宗保佑江山稳固，国运昌顺。在御碑园北面的照壁上，有一幅长达 40 米的神农功绩图，它以粗犷的手笔，写意画的形式，形象直观地表现了炎帝神农的十大功绩，整体效果犹如一幅经过装裱的巨大手卷，古朴凝重，气势恢宏。

碑廊是御碑园的主要建筑，分列御碑园的东西两侧，为硬山卷棚式仿古建筑，全长 84 米，壁上镶嵌明清御祭文碑 51 块，宋、明、清、民国和中华人民共和国等历史时期有代表性的记事碑 5 块，共 56 块。最早的御祭文碑是洪武四年（1371 年）朱元璋登基告祭文碑。

御碑园轴线中心为九鼎台，是双层结构，外圆内方，外圆台直径 18 米，高 0.9 米，嵌砌鹅卵石面，内方台边长 9.999 米，高 0.5999 米，嵌水磨花岗岩石板，中央置有仿古麻石鼎九尊。九鼎台是依据"九州方圆"建造，外圆内方，外圆寓意天圆，内方寓意托起地方，天圆地方，寓意祖国一统，民族昌盛。

神农大殿南侧是龙珠山，有圣火台，与咏丰台分列于祭祀大道两旁。

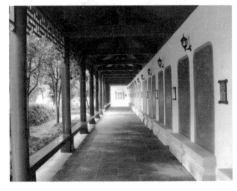

碑廊

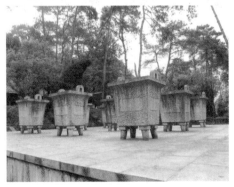

九鼎台

1993年为点取首届"炎黄杯"世界华人华侨系列龙舟赛圣火而建，台高40米，台中央立有高3.9米，体积为31立方米的褐红色点火石，正面刻有1.5米高的朱红象形体"炎"字，像燃烧的火焰。世界杂交水稻之父袁隆平在此点燃1993年的"炎黄杯"世界华人华侨系列龙舟赛圣火火种。圣火台台面三层呈宝塔形，每层高0.6米，直径分别为9米、6米、3米的梯形圆台，底层铺设花岗岩石板，外护正方形花岗石栏板，边长100米，取天圆地方之义。2002年建设炎帝陵公祭区，圣火台原南北石阶被废，从台西辟一石砌132阶台阶，下与咏丰台相接。在此可以看到炎帝陵殿、神农大殿全貌。

炎陵陵寝"黄山碑林"北侧山坡上是咏邮亭，是在1998年为纪念"炎帝陵"特种邮票发行而建。亭系庑殿式结构，黄色琉璃瓦，亭宽6.05米，进深4.3米，高5.2米，亭中立有"炎帝陵"邮票小全张汉白玉石碑，正面刻

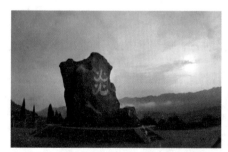

圣火台

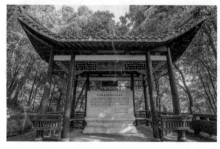

咏邮亭

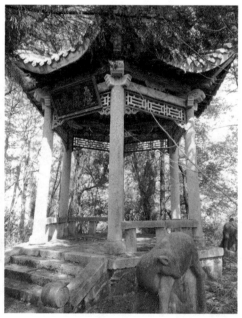

鹿原亭

"炎帝陵"邮票小全张，背面刻邮票发行纪念碑文。碑座高 0.68 米，碑高 1.28 米，宽 2.40 米，厚 0.25 米。

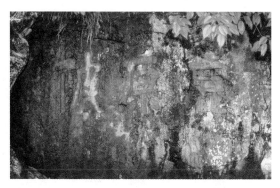

"鹿原陂"摩崖石刻

炎陵山山顶为鹿原亭，亭呈飞檐角式，依据仙鹿和神鹰的传说建设此亭，鹿原亭外置有石雕鹿群。

炎陵地处白鹿原，传说皇山有灵兽白鹿出没，每逢祭祖时可闻其声。"鹿原陂"摩崖石刻是清酃县知县赵宗文手书。其前数丈，江中巨石，状若龙爪，相传为护陵金龙所化。

四、炎帝陵与湖湘文化

独特的地理环境和人文风俗孕育了底蕴深厚的湖湘地域文化。自炎帝于姜水迁徙至湘南，数千年来湖湘文化发展可谓大儒辈出，思潮迭起。湖湘文化与炎陵文化血脉相连，而炎帝陵本身一砖一瓦之间也都散发着浓郁的湖湘文化色彩。有人曾总结湖湘文化三大要素为推崇理学、主张躬行实践、强调经世致用；且明清以来多有才俊，最为突出的是哲学家、政治家和军事家。若云人才除却政治军事家，湖湘之地亦不乏伟大的医家。古有炎帝神农，躬行实践尝百草；后有张仲景长沙坐堂、苏耽橘井泉香、孙思邈龙山采药；近有李聪甫、刘炳凡、欧阳锜、谭日强、夏度衡"湖南中医五老"誉满杏林；今有孙光荣、刘志明、刘祖贻、熊继柏国医大师薪火相传。湖湘中医文化是湖湘文化的重要组成部分，亦是"心忧天下、敢为人先"的湖湘精神的鲜明写照。

万水千山不忘来时路。一个民族要想走得远，就必须扎根其文化基壤，坚守其文明立场，坚定文化自觉与文化自信。炎帝和黄帝是历史公认的中华民族始祖，为我们民族的繁衍发展建树了不可磨灭的功绩。炎黄始祖从来就是中华民族共同的精神支柱，维系中华民族团结统一、发展进步、繁荣昌盛的纽带。几千年来，炎帝的功勋和事迹感召着一代又一代的炎黄子孙，成为中华民族不可替代的文化基壤。从宋朝以来，历代对炎帝陵的修葺和重建始终体现了中华民族慎终追、远礼敬先贤的优良传统。1983年，"炎黄杯"世界华人华侨龙舟系列赛在炎帝陵举行取圣火火种仪式。1986年炎帝陵重修建好后，大、小祭祀连年不断。1993年、1994年、1997年、2000年，湖南各界进行了公祭炎帝陵典礼。党和国家领导人江泽民、陈云、胡耀邦、周谷城、赵朴初等都在炎帝陵亲笔题词，宋任穷、杨汝岱、宋健、王恩茂、毛致用、彭珮云等先后专程前来谒陵并指导炎帝陵建设。今天的炎帝陵不仅承载着远古故事和传说，蕴含着厚重的历史文化，更寄托着深厚的民族情感，凝聚着强大的家国情怀，彰显着独特的地域文化精神，表现出特殊的社会功能、当下价值和深远意义。

虽然，现在学界对于炎帝陵的确切位置仍然存在争论，但表达的都是作为炎黄子孙想要寻根的质朴深情。也许在将来，随着技术的发展，考古专家的发掘，文献的考证挖掘，观点会趋于统一，但每个地方的炎帝陵都有其独特魅力和人文价值。不论是从地理位置、传说故事，还是文献记载，湖南炎帝陵都应该有其重要和独特的位置。中华人民共和国成立以后，湖南政府和人民很好地传承和发展了炎帝神农文化，而炎陵县的炎帝陵也成为炎黄子孙寻根谒祖、旅游观光、研究炎帝文化、开展爱国主义教育等多种活动的胜地。作为湖湘文化的重要地标，亦是湖湘中医文化的典型代表，未来炎帝陵一定会在推动湖湘文化的广泛传播、促进湖湘地域中医药文化的创新发展方面做出更大的贡献。

第三章

炎帝与
诗词书画

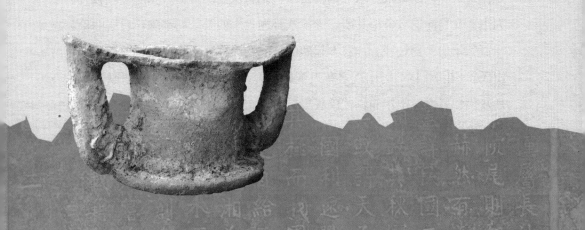

第一节｜炎陵地方志

在我国的历史文化中，地方志占有重要的地位，但专为陵墓修志，并不多见。清代，炎帝陵曾有四次修志，分别为康熙初年、康熙六十年、道光八年及道光十八年。主要包括帝纪、陵庙、祀典、碑碣、山川、诗赋、杂说等，将古史近迹、钜典懋仪、佚文轶事，详考载备。本节以《炎陵志》为蓝本，简要论述其相关内容。

一、帝纪

神农纪： 炎帝神农氏，姜姓。母曰女登，有蟜氏之女，为少典妃，感神龙而生炎帝。人身牛首，长于姜水，因以为姓。火德王，故曰炎帝，以火名官。斫木为耜，揉木为耒，耒耜之用，以教万人。始教耕，故号神农氏，于是作蜡祭。以赭鞭鞭草木，始尝百草，始有医药。又作五弦之琴。教人日中为市，交易而退，各得其所。遂重八卦为六十四卦。初都陈，后居曲阜。立一百二年崩，葬长沙。神农本起烈山，故左氏称，烈山氏之子曰柱，亦曰厉山氏。《礼》曰："厉山氏之有天下是也"。神农纳奔水之女曰听訞为妃……凡八代、五百三十年而轩辕氏兴焉。其后有州、甫、甘、许、戏、露、齐、纪、怡、向、申、吕，皆姜姓之后，并为诸侯，或分四岳。当周室，甫侯，申伯为王贤相，齐、许列为诸侯，霸于中国。盖圣人德泽广大，故其祚允繁昌久长云。

按

炎帝，是中国上古时期姜姓部落的首领尊称，号神农氏。传说姜姓部落的首领由于懂得用火而得到了王位，所以称为炎帝。炎帝神农"生于姜水"，葬于"长沙茶乡之尾"即今湖南省株洲市炎陵县的炎帝陵。从神农起姜姓部落共有八世炎帝，传位530年。相传炎帝牛首人身，他亲尝百草，发展用草药治病；他发明刀耕火种，创造了两种翻土农具，教民垦荒种植粮食作物；他还领导部落人民制造出了饮食用的陶器和炊具。

二、陵庙

炎帝陵，在县西三十里。

《史记》《帝王世纪》有载：炎帝在位一百二十年崩，葬于长沙。

《郡国志》有载：神农氏葬长沙，长沙之尾，东至江夏，谓之沙羡。今郡有万里沙祠故长沙。

《图经》有载：炎陵今在麻陂，林子茂密，数里不可入。石麟石马，两杉苍然，逾四十围。

《路史》有载：炎帝葬长沙茶乡之尾，是曰茶陵，所谓天子墓者。太祖抚运，梦感见帝，于是驰节觅求，得诸南方……太昊宅东，少昊宅西，炎帝居南，颛帝居北，予尝证之矣。

《舆地纪胜》有载：炎帝墓在茶陵县南一百里康乐乡白鹿原。乾德五年始访得。

《衡湘稽古》有载：宋割茶陵地为酃县，隶衡州府，故今酃县康乐乡有炎陵。

《酃县志》《炎陵初志》均记载：云秋拱峙，洣水环流，结构周严，气象开朗，形家谓其脉落发于粤东之南华，延衮盖千里云。

炎帝庙，在县西陵旁。

《路史后纪》有评注记载：庙在康乐乡鹿原陂上，乾德五年建。太平兴国中，将事官覆舟惮险，奏徙县南隅即茶陵县。

《舆地纪胜》记载：宋乾德九年，诏移庙就县，去县五里。淳熙十三

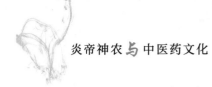

年，仍移陵侧。

《宋史·本纪》有载：淳熙十四年，诏衡州府葺炎帝陵庙。

《衡州府志》《酃县志》均记载：明嘉靖三年，知县易宗周乃卜于其右址，拓而新之，名圣容殿。

炎帝庙像

《路史》注中有载：宋为王者衣袞戴冕。按太祖诏，修先代帝王庙，至百二十间以上。令礼院立定配享功臣，检讨仪相，宜其有所据矣。

《明史·礼志》有载：明洪武七年，令帝王庙皆塑袞冕坐像，惟伏羲、神农未有衣裳之制，不必加袞冕。

《酃县志》《炎陵初志》记载：嘉靖间，重新殿宇，爰易貌服，龙表角立，绘木叶为衣，今因之。

道光十七年重塑。

按

炎帝陵自宋乾德五年（967年）建庙以后，已有千余年历史，随着历代王朝的兴衰更替，炎帝庙也历经沧桑，屡毁屡建，有史载的大修达18余次。炎帝陵是中华民族始祖炎帝神农的安息地，享有"神州第一陵"之誉，是全国重点文物保护单位。炎帝陵有祭祀区、拜谒区、缅怀区三大功能区，由炎帝陵殿、神农大殿、神农园、阙门、华夏广场、福林、圣德林、皇山碑林、炎帝陵牌坊等80多处自然和人文景观组成。

三、祀典

炎帝陵祭典是千百年来后人为缅怀炎帝丰功伟德所形成的一套祭祀活动。原始的炎帝陵祭祀活动包括祭天、祭祖、祭神，有封禅和蜡祭、傩舞等原始祭祀文化中的主要表现形式。主要有官方祭祀和民间祭祀两大类。

1. 官方祭祀

最早有记载的炎帝陵官方祭祀活动在宋乾德五年（967 年），太祖诏命"建庙陵前，肖像而祀，随之遣官诣致祭"，并"三岁一举，率以为常"。此后，元、明、清各代对炎帝陵祭祀从未间断。有史记载，明代 15 次，清代达 38 次。历朝历代炎帝陵祭祀的名目繁多，以告即位为主，此外还有告禳灾除患、靖边军功、亲政复储、万寿晋徽、先人后事等。

2. 民间祭祀

炎帝陵民间祭祀以告祭为主。祭祀时间多选在每月的初一、十五及各种节令、节庆。此外，每逢炎帝生辰日（农历四月廿六），炎陵方圆几百里的群众都会汇集于炎帝陵，祭祀炎帝，祈福求平安。民间祭祀仪式有墓前牲祭、上香敬供、跪拜祈福、许愿求应、还愿祭拜等。每年正月，各地民众争相在炎帝陵宰杀牲畜，供上果品、美酒，向始祖行三拜九叩之礼，献香燃炮，传说这样能得到始祖庇佑，一年顺顺利利，所以每年正月炎帝陵香火尤为旺盛。民间祭祀对祭时、礼程亦十分讲究，通常拜祭始祖前都会洗梳干净，行跪拜叩首之拜之祭后，将自己的心愿和所求写于帛或纸上，用线系于小石子等重物一端，抛挂于炎帝陵内的古树上，祈求炎帝保佑愿望实现。

四、碑碣

1. 国朝祭文碑

康熙五十二年，遣官告六旬万寿。致祭文碑在陵庙前廊。其词曰：

自古帝王，继天出治，建极绥猷。莫不泽被生民，仁周寰宇。朕恭膺宝历，仰绍前徽。夙夜孜孜，不遑暇逸。兹御极五十余年，适当六旬初届。所幸四方宁谧，百姓乂和。稼穑岁登，风雨时若。维庶征之协应，爰群祀之度修。特遣专官，式循旧典。冀益赞雍熙之运，尚永贻仁寿之休。俯鉴精诚，用垂歆格。

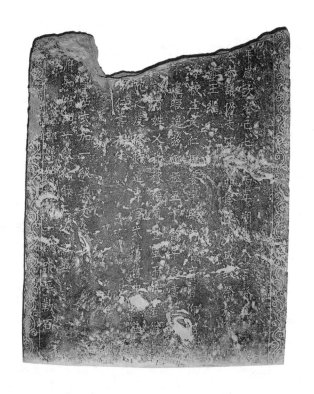

钦差通政使司左参议陈汝成、笔帖式（缺）、陪祭官（缺）、酃县知县张瑶于康熙五十二年在陵庙前廊致祭文碑

2. 明祭文碑

天顺初，遣官告复辟。致祭文碑旧在庙中，今不存。其词见《酃县志》，曰：

粤惟自古帝王，圣神挺生。继天出治，爰立人极。功德之隆，延于永世。兹予复正大位，祇严祀事。恭祈灵贶，佑我邦家，永臻熙皞。

成化初，遣官告即位。致祭文碑旧在庙中，今不存。其词见《酃县志》，曰：

仰惟自古圣神挺生，继天立极，宜著人文。功化之隆，惠利万世。兹予缵承天序，式修明禋，用祈鉴佑，祚我邦家。

3. 历代杂碑

乾隆十七年邑有石刻，在峤头岭下。"邑有圣陵"四大字横列，正书。款"乾隆十七年衡州府知府黄岳牧刊"十四小字，正书。

道光七年墓道碑，鄞县沈道宽书，在鹿原井水凹上。"炎帝神农氏之墓道"八大字，八分书。款"道光七年知县沈道宽立"十小字，正书。

碑碣石刻是陵庙的重要组成部分，它既是一门艺术，更是一部历史。炎帝陵的碑碣石刻非常丰富，是对炎帝神农的一种赞叹。

五、山川

黄杨山，陵面山也，《炎陵初志》记载其两峰相对如幢盖，《一统志》形容状若列旌盖，拱卫至尊然。（源于《酃县志》）

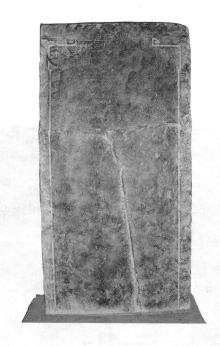

万历四十八年"重修炎陵庙碑"

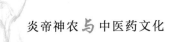

按

在炎陵山对蔺二里许。两峰相峙，状若列旌，拱卫陵寝。山上有巨石数十，其状似人，或坐或立或卧，栩栩如生。相传炎帝殡葬时礼仪隆重，灵柩前有数十人打旗、放铳、鸣锣开道，界柩后送葬队伍浩浩荡荡。当运载炎帝灵柩的木排途经鹿原陂时，突然雷电交加，炎帝灵柩被蛟龙吞没，葬入龙宫。前面这些开道的人不知后面发生了什么事，在此久等不见灵柩，便站的站、坐的坐、卧的卧。时间一长，就化为巨石，永远在此等候。据说黄杨山便是两个打黄阳伞的人变的。

崖阴山，在陵东十里。《炎陵初志》描述其临江拥翠，亦有可观。《酃县志》载：相传炎帝诞生于此，上有祠，祀帝像焉，即山下霍姓建。

按

在炎帝陵东面数垄。临汪拥翠，山上曾建有炎帝祠，肖像而祀。清代以前，曾多次修葺，香火旺盛。清代以后，祠庙毁坏，现祠庙不存，遗址仍在。崖阴山风景秀丽，诗人墨客曾有"一山秀峙鹿原东，拥翠临江淑气融"的赞誉。

六、杂说

1. 神农琴

神农作琴。神农氏琴长三尺六寸六分，上有五弦，曰：宫、商、角、徵、羽。文武增二弦，曰：少宫、少商。（《世本·作篇》）

昔神农氏继宓羲而王天下……于是始削桐为琴，绳丝为弦，以通神明之德，合天地之和焉。（《桓子新论》）

按

"神农式"古琴相传为炎帝神农所造。神农从一些常见的自然现象中得到了启发，找来一根桐木，将其挖空、削平，取三尺六寸六分长作琴身，再用麻搓成长短粗细不同的五根线安装在琴的正面，这五根线就是这架琴的琴弦，分别叫作宫、商、角、徵、羽。这就是炎帝神农亲手制作的第一件乐器——"五弦琴"，又名"神农琴"。

2. 神农创耒

为了找到对付板结土块的方法，炎帝率领得力助手垂，溯湘江而上，登上了雄伟的衡山，耳听八百里气息，眼观千里外风光。一阵欢声笑语传来，炎帝看到了一条神奇的河，那儿一派祥和景象，令炎帝大为开怀，立即与垂径奔而至。

女的在烧火做饭，男的在抓鱼捉虾。最吸引炎帝目光的，是一个中年汉子，正用一根木棍撬开河中石块，捉出一只又一只肥蟹。炎帝走过去，接过木棍，连撬几块石头，发现比手扳省力多了。炎帝随手把木棍往土块上一插，再一撬，那板结的土块立即松散开。

炎帝大喜过望，立即叫垂和那捉蟹的中年汉子一起过来，研究用木棍撬土之法。几经试验，略弯曲的木比直木好用，下端尖利的木棍更易入土。这时，几只肥蟹舞着大钳，不一会儿就在泥土中扒了一个洞。炎帝灵机一动，心想如果木棍下端也做成一样的尖叉，松起土来一定更顺畅。很快耒耜的雏形便创造出来了。

为了制造更多的耒耜，捉蟹汉子和他的伙伴们自告奋勇，进入一座座深山老林，但很难找到大小长短合适的曲木。面对一大堆不规则的木料，扳来压去，也做不成满意的耒。

炎帝一时无策，信步来到做饭的灶火前，见一位大嫂把湿木塞进火里，那湿木在大火的烘烤下自然弯曲了。炎帝立即叫垂架起火堆，一边烘烤，一边按人的意愿弯曲，一柄漂亮适用的耒造出来了。这就是"揉木为耒"。

炎帝亲自使用耒耕作，不断改进，不但定准了耒的长短尺寸，还把下端尖叉改削成上宽下窄的锋面相。这就是"斫木为耜"。

为了纪念这一伟大创举，更因为这段河流很像耒的底前曲，炎帝神农将这条神奇的河流命名为"耒水"，并加封为推广耒耜立下巨功的垂为"垂神"，捉蟹汉子为"耒神"。到秦始皇统一全国实行郡县制的时候，便将耒水流域的广阔地区置为"耒县"，汉朝时改作"耒阳县"（今耒阳市）。

第二节 | 炎帝祭文览

古语有"国之大事，在祀与戎"之说，可见在崇礼尚德的古代，祭祀与保疆卫土被放在了同等重要的地位。炎帝之祀，源远流长。《史记·封禅书》载，秦灵公三年（公元前 423 年），在吴阳"作下畤，祭炎帝"。这是现存关于炎帝祭祀最早的记载。概而论之，自古而今的炎帝祭祀大致可分为三个脉络，即"蜡条祭""先农坛祭""炎帝陵祭"，而三祭中唯有"炎帝陵祭"相沿至今。

"炎帝陵祭"之主祭者古时多为帝王或地方长吏，现在则多为政府官员或部门主管、社会名流，因此，祭典十分隆重，祭文亦颇典雅凝重，颂德祈福的基本主题大体被延续下来。但因主祭者地位和所处时代有殊，而各有侧重，故而往往折射出时代的光泽。本节分两部分，第一部分以时间为纲，将历代祭文整理罗列；第二部分以祭文内容为目，选取历代有代表性的祭文浅释，以期能从中梳理时代变迁的轨迹，亦可一窥主祭者的治国方略、执政要领及其文化心态。

一、历代炎帝祭文题略

1. 唐代（祝文）

唐开元蜡祭神农氏祝文

唐开元享先农神农氏祝文

2. 明代

明太祖洪武四年（公元 1371 年）告易代致祭文

明成祖永乐元年（公元 1403 年）告靖难致祭文

明宣宗宣德元年（公元 1426 年）告即位致祭文

明英宗正统元年（公元 1436 年）告即位致祭文

明代宗景泰元年（公元 1450 年）告即位致祭文

明英宗天顺元年（公元 1457 年）告复辟致祭文

明宪宗成化元年（公元 1465 年）告即位致祭文

明孝宗弘治元年（公元 1488 年）告即位致祭文

明武宗正德元年（公元 1506 年）告即位致祭文

明世宗嘉靖元年（公元 1522 年）告即位致祭文

明嘉靖中祭先医祝文

明穆宗隆庆元年（公元 1567 年）告即位致祭文

明神宗万历元年（公元 1573 年）告即位致祭文

明熹宗天启元年（公元 1612 年）告即位致祭文

明熹宗天启七年（公元 1612 年）桂端王告即藩位致祭文

3. 清代

清世祖顺治八年（公元 1651 年）告即位致祭文

清圣祖康熙七年（公元 1668 年）告亲政致祭文

清圣祖康熙二十一年（公元 1682 年）告平滇大功致祭文

清圣祖康熙二十七年（公元 1688 年）告皇祖妣文皇后升祔太庙礼成致

祭文

清圣祖康熙三十五年（公元 1696 年）告灾祈福致祭文

清圣祖康熙三十六年（公元 1697 年）告靖边大功致祭文

清圣祖康熙四十二年（公元 1703 年）告五旬万寿并亲阅黄淮堤工回銮致祭文

清圣祖康熙四十八年（公元 1709 年）告复储致祭文

清圣祖康熙五十二年（公元 1713 年）告六旬万寿致祭文

清圣祖康熙五十八年（公元 1719 年）告皇妣章皇后升祔太庙礼成致祭文

清世宗雍正元年（公元 1723 年）告即位致祭文

清世宗雍正二年（公元 1724 年）告圣祖仁皇帝配飨圆丘礼成致祭文

清高宗乾隆元年（公元 1736 年）告即位致祭文

清高宗乾隆二年（公元 1737 年）告世宗宪皇帝配飨圆丘礼成致祭文

清高宗乾隆十四年（公元 1749 年）告晋皇太后徽号致祭文

清高宗乾隆十七年（公元 1752 年）告皇太后万寿致祭文

清高宗乾隆二十年（公元 1755 年）告平定准噶尔大功加上皇太后徽号致祭文

清高宗乾隆二十五年（公元 1760 年）告边功致祭文

清高宗乾隆二十七年（公元 1762 年）告皇太后万寿晋徽称致祭文

清高宗乾隆三十七年（公元 1772 年）告皇太后八旬万寿致祭文

清高宗乾隆四十一年（公元 1776 年）告平定两金川致祭文

清高宗乾隆四十五年（公元 1780 年）告七旬万寿致祭文

清高宗乾隆五十年（公元 1785 年）告御极五十年致祭文

清高宗乾隆五十五年（公元 1790 年）告八旬万寿致祭文

清仁宗嘉庆元年（公元 1796 年）告即位致祭文

清仁宗嘉庆五年（公元 1800 年）告高宗纯皇帝配飨圆丘礼成致祭文

清仁宗嘉庆十四年（公元 1809 年）告五旬万寿致祭文

清仁宗嘉庆二四年（公元 1819 年）告六旬万寿致祭文

清仁宗嘉庆二十五年（公元 1820 年）宣宗（道光）告即位致祭文

清宣宗道光元年（公元 1822 年）告仁宗睿皇帝配飨圆丘礼成致祭文

清宣宗道光九年（公元 1829 年）告靖边大功致祭文

清宣宗道光十六年（公元 1836 年）告皇太后万寿致祭文

清宣宗道光二十六年（公元 1846 年）告慈宫万寿晋徽号致祭文

清宣宗道光三十年（公元 1850 年）文宗（咸丰）告即位致祭文

清文宗咸丰二年（公元 1852 年）告宣宗成皇帝配飨圆丘礼成致祭文

清文宗咸丰十年（公元 1860 年）告三旬万寿致祭文

清穆宗同治元年（公元 1862 年）告即位致祭文

清德宗光绪元年（公元 1875 年）告即位致祭文

4. 近现代

1993 年湖南省人民政府公祭炎帝陵文

1994 年湖南省各界公祭炎帝陵文

1997 年湖南省人民政府祭炎帝陵文

1999 年湖南省各界公祭炎帝陵文

2002 年 10 月湖南省各界公祭炎帝陵文

1995 年株洲市各界公祭炎帝陵文

1996 年株洲市各界祭炎帝陵文

1998 年株洲市各界公祭炎帝陵文

1998 年株洲市各界告澳门回归祖国致祭炎帝陵文

2000 年株洲市各界祭炎帝陵文

1990 年清明酃县各界祭炎帝陵文

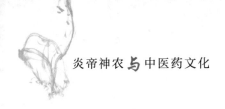

1994 年清明炎陵县各界祭炎帝陵文

1995 年清明炎陵县各界祭炎帝陵文

1996 年清明炎陵县各界祭炎帝陵文

1997 年清明炎陵县各界祭炎帝陵文

1998 年清明炎陵县各界祭炎帝陵文

1999 年清明炎陵县各界祭炎帝陵文

2000 年清明炎陵县各界祭炎帝陵文

2001 年清明炎陵县各界祭炎帝陵文

1989 年湖南省参事室祭炎帝陵文

1990 年台北市姜氏宗亲会祭炎帝陵文

1995 年中央新闻单位炎帝陵纪行采访团祭炎帝陵文

1995 年中共中央办公厅调查研究室代表祭炎陵文

1994 年攸县旅台嗣裔傅仲德告祭炎陵文

甲戌秋月湖南省中医药学会祭炎帝陵文

1996 年"知青炎陵第二故乡行"代表祭炎帝陵文

1996 年中国摩托协会祭炎帝陵文

1997 年文物管理部门代表祭炎帝陵文

1998 年炎帝陵邮票发行组委会祭炎帝陵文

1998 年长沙市各界清明公祭炎帝陵文

1999 年重阳节中华炎黄子孙爱国促进会祭炎帝陵文

1999 年中国社会科学院院长李铁映祭炎陵文

2000 年衡阳市各界祭炎帝陵文

2000 年炎帝陵基金会祭炎帝陵文

2000 年重阳节海内外同胞祭炎帝陵文

2001 年中秋旅美华裔祭炎帝陵文

2001 年清明安仁县各界公祭炎帝陵文

2001 年重阳全球华人代表祭炎帝陵文

2001 年株洲市高新区天元区各界祭炎帝陵文

2001 年中国中医研究院壬午清明祭炎帝陵文

2001 年香港东华三院诸弟子祭炎帝文

2002 年株洲市石峰区各界祭炎帝陵文

2002 年湖南省流通业界祭炎帝陵文

2016 年全国社科工作者祭拜人文始祖炎帝大典祭文

二、部分炎帝祭文选览

（一）明太祖洪武四年（公元 1371 年）告易代致祭文

皇帝谨遣国史院编修雷燧，敢昭告于炎帝神农氏：

朕生后世，为庶民于草野之间。当有元失驭，天下纷纭，乃乘群雄大乱之秋，集众用武，荷皇天后土眷祐 [1]，遂平暴乱，以有天下，主宰庶民，今四年矣。君生上古，继天立极 [2]，作蒸民 [3] 主，神功圣德，垂泽于今。朕典百神之祀，考君陵墓在此，然相去历年久远。朕观经典所载，虽切慕于心，奈秉性之独愚，时有今古，民俗亦异。仰唯神圣，万世所法，特遣官奠祀修陵。圣灵不昧，尚祈鉴纳。

注释

[1] 眷祐（juànyòu）：关怀保佑。眷，关怀，宠爱。刘义庆《世说新语·宠礼》："王珣、郗超并有奇才，为大司马所眷拔。"祐，又作"佑"，指神明的佑助。

[2] 继天立极：继承天命，确立统治。"继天"一词出自《春秋谷梁传》，宣公十五年六月癸卯……"为天下主者天也，继天者君也。""立极"一词源出《书·君奭》："乃悉命汝，作汝民极。"极，中正的准则。

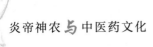

《传》："为汝民立中正矣。"中正，即表率之意。又"极"，标准之意。

[3] 蒸民：指老百姓。"蒸"通"悉"，众多。《诗经·大雅》："天生悉民，有物有则。""司马氏世典周史。"

解读

这是明代开国皇帝朱元璋告即位的祭炎帝陵文。颠覆元朝后，朱元璋深知安定民心才是第一要务，因此在战事结束的次年即洪武四年，他就派遣国史院编修雷燧从南京跋涉千里到达长沙"茶乡之尾"酃县（现炎陵县）塘田乡鹿原陂——炎帝神农氏"崩葬"处向炎帝致祭，并修治其陵墓。致祭的祭文中先叙自己夺得天下的始末，实事求是，没有炫耀，也没有过分的谦逊；次赞炎帝开创天下的功绩和对炎帝的仰慕，情意恳切；末尾阐述自己当前所处的地位，因而前来祭祀，祈求赐福。祭文不长，却很有针对性。通过祭祀，向天下人传递一个信息：战乱已经结束，现在是偃武修文、建设始祖炎帝开创的"生于斯，虑于斯"的新家园的时候了。显然。刚刚赶走了一个实行民族压迫政策的封建统治者，朱元璋的告即位祭祀对增强炎黄子孙的凝聚力、固新王朝的统治有十分积极的意义。

（二）清圣祖康熙七年（公元 1668 年）告亲政致祭文

维康熙七年，岁次戊申，六月戊辰朔，越祭日庚辰，皇帝遣宗人府府丞加一级高珩，致祭于炎帝神农氏：自古帝王，继天立极，功德并隆，治统道统，昭垂奕世[1]。朕受天眷命[2]，绍缵丕基，庶政[3]方亲，前徽是景，明禋大典，亟宜肇修。敬请专官，代将牲帛，爰昭殷荐之忱，聿[4]备钦崇之礼。伏惟格歆，尚其鉴享。

注释

[1] 奕世：累世，一代接一代。

[2] 眷命：眷爱并赋以重任。《尚书·虞书·大禹谟》："皇天眷命，奄

有四海，为天下君。"

[3] 庶政：各种政务。《易·贲》："君子以明庶政，无敢折狱。"

[4] 聿（yù）：语助词，无意义，常用于句首或句中。

康熙皇帝跟他的父亲顺治一样，冲龄即位，由辅政大臣代管朝政，现查康熙即位后并无告即位祭炎陵的记载。康熙六年七月，玄烨年十四，他父皇顺治就是这一年龄亲政的，循此先例，玄烨宣布亲政，向炎陵告亲政的御祭也在同年举行。从时间上算，离他宣布亲政最多 5 个月而已。时间抓得如此之紧，表明年轻的皇帝意识到"亲政"的重要意义，从今以后，是他自己主宰一切而不是辅政大臣，因此有必要通布天下人民，并昭告天地鬼神，而始祖炎陵更摆在首要的地位。祭文除颂扬先圣的丰功伟绩外，着重强调了"庶政方亲，前徽是景"这一点，人们从中隐约看到了年轻皇帝的果决和进取精神。

（三）清圣祖康熙三十五年（公元 1696 年）告灾祈福致祭文

维康熙三十五年，岁次丙子，三月丁巳朔，越十五日辛未，皇帝遣太仆寺少卿王绅，致祭于炎帝神农氏曰：自古帝王，继天出治，道法兼隆[1]，莫不慈惠[2]嘉师[3]，覃恩[4]遐迩。朕勤恤民依，永期殷阜[5]。迩年以来，郡县水旱间告，年谷歉登。夙夜孜孜，深切轸念。用是专官秩祀，为民祈福，冀灵爽[6]之默赞，溥[7]乐利于群生。尚鉴精忱，依垂歆格。

注释

[1] 道法兼隆：疏导与法度并重。

[2] 慈惠：慈爱优惠。《管子·势第》："故贤者诚信以仁之，慈惠以爱之，行善也。"《韩非子·内储上》："王曰，慈惠，行善也。"

[3] 嘉师：善良的众人。《书·吕刑》："受王嘉师，鉴于兹祥刑。"《传》："有邦有土，受王之善众而治之者，视于此善刑，欲其勤而

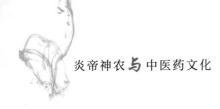

法之。"

[4] 覃（tán）恩：广施恩惠。多指帝王普行封赏或赦免。

[5] 殷阜：众多。指人口众多，物产丰富。

[6] 灵爽：指神明精气。

[7] 溥：普遍。

解读

清康熙三十五年，圣祖玄烨派太仆寺少卿王绅至炎陵告灾致祭，王绅还为炎陵书写了"炎帝神农氏之墓"的墓碑，立于陵前，足见这次祭典之隆重。在生产力水平低下，人们靠天吃饭的古代，幅员辽阔的我国，每年总有一些地区遭遇天灾。遇到这类灾害，昏庸的皇帝往往听之任之，不闻不问，或者装扮成关心百姓的样子，求神拜佛，祈求上苍消灾赐福，以安抚民心，平息民愤。玄烨则不然，他是个杰出的政治家，深谙百姓生活无着不利于封建王朝长治久安的道理，平日，他特别奖励生产，而对遭受灾害的地区则赈灾救荒，还减免他们的赋税。结合其赈灾实际行动，康熙告灾祭炎陵的祭文在历代帝王祭祀炎陵祭文中堪称光辉的一篇。

（四）清圣祖康熙三十六年（公元 1697 年）告靖边大功致祭文

维康熙三十六年，岁次丁丑，十月初一戊申朔，皇帝谨遣詹事府少詹巢可托，致祭于炎帝神农氏曰：自古帝王，受天景命[1]，制治绥猷[2]，必禁暴除残，以义安[3] 黎庶，缅怀往烈[4]，道实同符。朕钦承帝祉，临御九围[5]，兹以狡寇跳梁[6]，亲征漠北，荡涤寇氛，廓清边徼[7]，永靖兵革，以与普天率土[8]，乐育[9] 太和[10]。敬请专官，代将牲帛，昭告古先哲后，虔修禋祀，式彰安攘之模[11]，用展景行之志。仰企明灵，俯垂鉴享。

注释

[1] 景命：古代帝王自称受命于天，景命，意即上天授予王位之命。

[2] 绥猷（yóu）：安邦定国的谋略。

[3] 义（yì）安：亦作"安义"。太平无事之意。《史记·平津侯主父偃传赞》："是时，汉兴六十余载，海内义安，府库充实。"

[4] 往烈：指前贤，先哲。烈，显赫，光明的意思。

[5] 九围：九州。《诗经·长发》："帝命式于九围。"孔疏曾有语曰："谓九州各为九围者，盖以九分天下，各为九处，规围然，故谓之九围也。"

[6] 跳梁：强横的意思。《汉书·萧望之传》："今羌虏一隅小夷，跳梁于山谷间。"

[7] 边徼（jiào）：边界。

[8] 普天率土：《诗经·北山》"普天之下，莫非王土；率土之滨，莫非王臣"句的紧缩，指中国版图内的地域都属于王的领土，四海之内所居的人都是王的臣民。

[9] 乐育：原为乐于教导的意思。《诗经·菁菁者莪·序》："菁菁者莪，乐育才也。君子能长育人材，则天下喜乐之矣。"此处指欢乐高兴。

[10] 太和：太平的意思。曹植《七启》："吾子为太和之民。"

[11] 安攘之模：安抚与攘除寇贼的榜样。安攘是恩威并施之意。

解读

康熙三十六年平定朔漠或称靖边大功，都是指康熙帝亲征漠西蒙古噶尔丹获胜一事。祭文分为三个层次，第一层次阐述自古帝王都致力清除叛逆的事实，这对暗中勾结、支持噶尔丹妄图染指我国西北边疆的沙皇俄国，也是一个有力的警告；第二层是重点，宣扬"亲征漠北，荡涤寇氛，廓清边徼"的功绩；末一层说明致祭的目的。全文用语铿锵有力，气势磅礴，显示出清代强盛时期统治者那种自信、向上的豪迈气概。

（五）清德宗光绪元年（公元 1875 年）告即位致祭文

维清光绪元年，岁次乙亥，五月丁酉朔，越祭日癸丑，皇帝遣荆州左冀

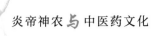

副都统穆克德布致祭于炎帝神农氏神位前曰：光照宇宙，千秋之明德维馨；祀寝陵园，旷代之隆仪各案。缅怀前烈，敬奉精湮。朕以藐躬继登大宝，念天命民岩之可畏，夙慈惠遐；思皇煌帝谛之同符，典型未远。肃籍缯礼，特遣专官，灵爽常存，弥切景行之慕；馨香斯荐，用申昭告之诚。惟冀来歆，福兹亿兆。

解读

本篇祭文原本在行文内容上并无特殊，但由于其特殊的历史背景，给本篇祭文赋予奇特的历史韵味。光绪4岁即位，朝廷旋即派荆州左翼副都统穆克德布告祭炎陵，但当时是专职官员禀明慈禧太后以后操办的。史料显示，光绪帝基本是一个挂名皇帝，他在位34年，一切都听命于慈禧，最后在忧愤中死去。从一个帝王应该具备的素养上看，光绪能够接受新鲜事物，有一定的远见；但是他性格懦弱，缺乏政治谋略，又遇到慈禧这样一个强势的人物，所以他在政治上始终不能有所作为。作为一个年轻发奋的君主，光绪皇帝以社稷为重，推行变法，不轻易退缩妥协以求自保；在关键时刻，为了变法信念，置生死安危于度外。这已经超出了一位傀儡帝王的行为价值选择，他的人格也显示出一抹亮色。光绪死后3年，孙中山领导的民主革命推翻了清廷，成立南京政权，中国的封建王朝从此宣告结束。到目前为止，还没有文献证明宣统溥仪告祭过炎陵。因此可以认为，本文就是中国封建帝王最后一篇祭祀炎帝陵的祭文。山河风雨飘摇的封建王朝中有思想却又不得不终其一生受人控制的"掌权人"，反观其即位祭文难免令人嗟叹。

（六）1990 年台北市姜氏宗亲会祭炎帝陵文

维神农历五千二百零七年第八十八干支 [1] 庚午闰五月二十三日（一九九零年七月十五）宜祀之辰，台北市姜氏宗亲会特派常务理事姜竹代表理监事暨全体会员宗亲，亲祭于湖南省酃县始祖炎帝神农陵庙圣像前，追思而言曰：粤惟姜姓，始祖神农，生于鄂随，汉水流域；育于姜水，因以为氏，少典首领，汉族始祖；首创耒耜，五谷播种，天时地宜，季节耕耘；历法创制，日月定时，太阴为准，初建历数；以农立国，帝乃肇始，农替游牧，继位天子；火德为王，尊称炎帝，炎帝裔胄，首位圣君。亲尝百草，识味辨性，药医方书，再造苍生；日中为市，以物换物，交易而归，集廛繁荣；创蜡祭年，五弦作琴，抟土成鼓，安神娱民；复演八卦，六十四分，归藏易理，文数开启。农工商医，药乐祀祭，首创肇基，兆民祖师！赐姓命氏，二五一支，相传五千，中华始祖门！！瓜瓞绵绵，代有贤哲，弘扬祖德，荣耀国际。专程跪拜，慎终追远，民德归厚，万世仰德！！！伏惟尚飨！

（七）1999 年中国社会科学院院长李铁映祭炎陵文

维公元一九九九年十二月二十日，中国社会科学院院长李铁映敬献鲜花雅乐，恭祭始祖炎帝神农氏之陵曰：洣水汤汤，鹿原苍苍。巍巍古陵，赫赫农皇。

伟哉始祖，拓土开疆，启迪洪濛，文明肇张。制作耒耜，奠基农桑，发明医药，百草是尝。治麻治陶，弦弧剡矢，市设日中，琴传宫商。教民稼穑，疗民疾伤，为民造福，猝断寸肠。天下共尊，子孙齐仰。轨范百世，德泽万方。华夏文化，源远流长，震古烁今，既显且扬。茫茫禹迹，春风艳阳，河清海晏，改革开放。经济振翅，科教兴邦，九州同德，物阜民康。香江扬眉，五星耀港。澳岛回归，千禧在望。龙鳞裔孙，翘首一统，全瓯无缺，雄踞东方。壮哉中华，蒸蒸日上。吾辈有幸，再添辉煌。世纪之替，波澜壮阔。扬帆启征，慨当以慷。精励图治，公仆唯当。夙夜孜孜，毋敢或忘。沥尽赤诚，缅怀炎黄。沐浴馨香，伏惟尚飨。

（八）2016 年全国社科工作者祭拜人文始祖炎帝大典祭文

伟哉炎帝，鏖战洪荒。奠基华夏，璀璨东方。倡导农耕，五谷丰穰，发

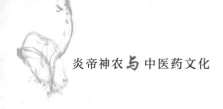

明医药，百草芬芳。日中交易，创立市场。治麻为布，缝制衣裳。作弓剡矢，能攻善防。制陶冶斤，器更物张。练丝调琴，乐舞宫商。台筑榭居，屋宇亮堂。艰苦创业，步履铿锵。开拓创新，奋发图强。民族团结，胸怀宽广。崇高奉献，唯民至上。八大功绩，兴我族邦。四大精神，代代传扬。今我中华，大国泱泱。民族复兴，中国梦想。吾侪幸甚，盛世龙翔。强国大任，历史担当。社会科学，信念理想。探究求索，真理弘扬。新型智库，国家锦囊。修身守则，广大荣光。缅怀始祖，鉴我衷肠，谨奠珍馐，奉以琼浆。来馨来格，伏惟尚飨！

明清以前，据宋罗泌《路史》载，炎帝陵自唐代开始，即有奉祝。宋太祖赵匡胤于乾德五年（公元967年）建庙以后，"三岁一举，率以为常"，形成定例。元代虽未有明文规定，但祭祀活动也未曾间断。只是由于时间的流徙，加以"守土者崇奉守护之不谨，而学士记述搜讨之不勤"，这些祭文均已散佚，故无从收集。

明清两代帝王祭炎陵文共53篇。从内容上来看，数量最多的是开国之君和嗣君的登权告条文，计21篇（其中包括顺治亲政告条文），占了总数的百分之四十。其他则依次是帝、后寿辰的告祭文；先皇驾崩、皇后殡天或皇太后薨告祭文；为皇后或皇太后晋封徽号告祭文；军政大事告祭文等。可见，炎帝祭典确确实实成为明、清两代政治生活、文化生活中的重大典礼，这是统一多民族国家的具体反映，是历史文化认同的突出表现。而有学者总结，在这些祭文中反复有所致意可归纳为三条。其一，关于对炎帝"功被生民""润泽生民"的歌颂，也在一定程度上反映了明、清两朝政治思想中的民本思想。其二，关于对炎帝"宣著人文""渊源递衍"的推崇，体现礼制教化源远流长，强调先贤制定的礼法制度在后世政治生活中的影响和作用。这个思想从一个方面反映了明、清政治生活的历史文化认同意识，即所谓"统绪相承"。从而对于维护中国历史文化的连续性与继承性有重要的意义。其三，清皇帝在祭文中反复申言"四千年帝绪王献""四千年治法钦承""继道统而新治统"，表明其并未把自身视为"异族"，而认为是炎帝、黄帝以来历朝历代的继承者。

新中国成立后的炎帝陵祭文则不拘于中央、地方官员主祭，社会各界、台湾及海外侨胞亦多有追思。现代炎帝祭文在内容上缅怀始祖，是中华上下五千年含蓄的文化意蕴和凸显的文化张力的体现，更是兆亿中华子孙祈愿国泰民安的美好心香。其体现的是古为今用，推陈出新，加强对中华优秀传统文化的挖掘和阐发，推动中华文明创造性转化、创新性发展，为繁荣发展哲学社会科学作出新的更大的贡献的美好期冀。

第三节 | 炎帝诗文赋

炎帝神农氏是我国远古时代一位著名的部落首领，他和众多部落先民们一起，以非凡的智慧和勇气，缔造了灿烂辉煌的农耕文明，为华夏民族的始兴和中华文明的发轫，积淀了丰厚的物质和文化基础。数千年以来，人们尊他赫赫始祖，以传承他的血脉为傲，并以各种各样的形式缅怀他，创作了许多传颂千古、流芳百世的诗赋。

炎帝诗文赋多寓情于事，借古而喻今，承载着极为丰富悠久的历史与文化信息。在这些诗赋中，可以窥见被誉为扶耒之帝、尝草之君——炎帝的创世济民、守望苍生的身影。在这些荡气回肠、思绪万千的诗乐作品中，可以感悟农耕余韵，寻觅中华文化的源泉，获得超越时空的遐想和历史的启迪。

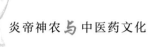

一、诗

题随州紫阳先生壁

唐·李白

神农好长生，风俗久已成[1]。

复闻紫阳客，早署丹台[2]名。

喘息餐妙气，步虚吟真声。

道与古仙合，心将元化并[3]。

楼疑出蓬海，鹤似飞玉京。

松雪窗外晓，池水阶下明。

忽耽笙歌乐，颇失轩冕情。

终愿惠金液，提携凌太清。

注释

[1] "神农"句：神农喜人之长生，其道早已成为习俗。好，喜、爱。
神农宝药疗疾，救夭伤人命，故言"好长生"。

[2] 丹台：道教谓神仙居处，此指紫阳观。《述异记》云："世传神农于
此辨百药。"

[3] "道与"句：言紫阳先生的长生之道与古仙相通，心与自然合一。
古仙，联系前言，当指神农。元化，指天地。

按

《题随州紫阳先生壁》是唐代伟大诗人李白创作的诗。此诗约作于开元
二十二年（公元734年）前后。时李白与元丹丘、元演同游随州，谒见道士
胡紫阳。此诗写出了诗人对紫阳真人的无限仰慕之情，充分流露了求仙
思想。

耒 耜

宋·王安石

耒耜见于《易》[1]，圣人取风雷。

不有仁智兼，利端谁与开。

神农后稷死，般尔[2]相寻来。

山林尽百巧，揉斫无良材。

注释

[1]《易》：《周易》。《周易》载：神农"斫木为耜，揉木为耒"。

[2] 般尔：古代巧匠鲁班与王尔的并称。泛指能工巧匠。

按

　　王安石，北宋著名的政治家、思想家、改革家、散文家和诗人，其文以立意超卓、笔力简健、逻辑严谨、风格峭拔著称，被誉为"唐宋八大家"之一。王安石积极推行农田水利、青苗、方田、免役等新法。写有《和圣俞农具诗十五首》，《耒耜》一诗为其中的第十首。因炎帝是最早教人种植"五谷"、水稻和蔬菜的人，同时是创造了中国最早的农耕工具"耒耜"的人，因此他被称为"农业之祖"。此诗借用炎帝及其所创造的农耕工具"耒耜"表达了作者积极推行农田水利等的决心，体现了诗人的人生理想和人生态度。

咏 农

宋·范仲淹

圣人作耒耜，苍苍民乃粒[1]。

国俗俭且淳，人足而家给。

九载襄陵祸[2]，比户[3]犹安辑。

何人变清风，骄奢日相袭。

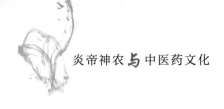

制度非唐虞^[4]，赋敛犹呼吸^[5]。

伤哉田桑人，常悲大弦急。

一夫耕几城，游惰如云集。

一蚕吐几丝，绮罗^[6]如山入。

太平不自存，凶荒亦何及。

神农与后稷，有灵应为泣。

注释

[1] 苍苍民乃粒：百姓于是以谷物为食。苍苍，多，众。粒，粮食。

[2] 襄陵祸：襄陵，谓大水浸上丘陵。《虞书·益稷》："洪水滔天，浩浩怀山襄陵。"孔子四十六代孙孔传有曰："襄，上也"。

[3] 比户：家家户户。

[4] 唐虞：尧、舜。尧称陶唐，舜称有虞。

[5] 赋敛犹呼吸：赋敛，征收赋税；呼吸，喻赋税频、多。

[6] 绮罗：泛指华贵的丝织品或衣服。

按

范仲淹，北宋杰出的思想家、政治家、文学家，此诗字字珠玑，朴实无华，其内容是景慕古人古事、瞻仰陵庙、凭吊古迹、怀想先人，不仅体现了对炎帝功绩的缅怀之情，更为重要的是，此诗借怀古针砭现实，体现了诗人的人生理想和人生态度。《咏农》一诗更是范仲淹借以古人古事的一端，加以点染，针砭时弊，抒发情怀。

炎 陵

明·张治

衡岳南峰回碧嶂，湘流千里接通川。

冥冥官阙翳^[1]山木，渐渐秋风吹野田。

无为八方顺帝则 [2]，粒食万古开民天。

剪萝 [3] 下马读残碣 [4]，缥渺江汉昏寒烟。

注释

[1] 翳：遮蔽，此处指隐没。

[2] 帝则：皇帝颁布的法度。

[3] 剪萝：除去草蔓。萝，松萝，蔓生植物，泛指杂草。

[4] 碣：石碑。

按

张治，湖南茶陵人，为明正德年间的文渊阁大学士。平生性急躁而志意慷慨，待人谦和，道德文章皆独树一帜。此诗前四句描写了炎帝陵独特的自然风光和景观，描写的神农大殿在阳光下熠熠生辉，斗拱飞舞，画栋雕梁，蟠龙玉柱，令人顿发壮怀激烈之雄心；后四句描写了炎帝陵历经的沧桑。此诗一方面表达了作者对炎帝的丰厚功绩和伟大精神的深情缅怀，另一方面也表达了作者对现实的针砭，体现了诗人的人生理想和人生态度。

炎帝庙

元·江存礼

自昔神光耀九垠 [1]，何年来葬楚江滨。

断碑独载前朝梦，乔木犹含太古春。

南极海波同浩渺，苍梧云气共嶙峋 [2]。

长兹金碧重门启，来酹椒浆 [3] 日有人。

注释

[1] 九垠：指九州。

[2] 苍梧云气共嶙峋：远望苍梧，层山与云气相接。苍梧，古郡名。舜帝葬苍梧，即今湖南宁远县九疑山。嶙峋，山云垂叠，幽深貌。

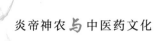
[3] 椒浆：以椒浸制的酒浆，古代多用以祭神。

按

此诗首先描写了作者祭陵时陵庙景物幽美，树木森森，山云飘忽。这些都是诗情的催化作用，它是一首触景生情的怀古诗，也是即景抒情，以景见情之作。其情所注就在诗篇的最后一联，这两句是全篇的画龙点睛之笔，陵庙金碧辉煌，祭者接踵而至。作者心中的思古幽情与眼前的繁盛景象是情景合一、物我交会的，应推为吟古诗的上乘之作。可以想见，作者所处的元代，炎陵还是一座有一定规模和盛况的陵寝。

二、赞

神农赞

魏·曹植[1]

少典之胤[2]，火德承木[3]。造为耒耜[4]，导民播谷[5]。正[6]为雅琴，以畅风俗[7]。

注释

[1] 曹植：字子健，曹操第三子，汉魏之际著名文学家。其诗文均为上品，其中颂赞作品存33首，多为礼颂古帝先王，炎帝神农首列。

[2] 少典之胤：少典的后代。少典，人名，一说古国名。皇甫谧《帝王世纪》："神农氏，姜姓也。母曰任姒，有蟜氏之女，名女登，为少典正妃。"

[3] 火德承木：按"五行帝德"说，伏羲有木德，炎帝有火德。火德承木，谓炎帝神农承继伏羲。

[4] 耒耜：古代的翻地农具，相传为炎帝神农氏首创。

[5] 导民：引导百姓。播谷：耕种谷物。导，引导，教导。

[6] 正：修正。引申为修造。

[7] 畅: 通达。风俗: 指神农时代淳朴之风。杨雄《杨子》:"昔有神农造琴以定神, 禁淫僻, 去邪欲, 反其天真者也。"

按

这是一首赞诗, 篇幅简短, 六句三韵。前两句写炎帝神农的身世, 后四句叙写神农制作耒耜, 教民耕种, 制造琴弦, 通达习俗, 从发明农业和乐器两个方面赞颂他开创文明的成就。

炎帝赞

宋·罗泌

火德开统, 连山[1]感神。谨修地利, 粒我蒸民[2]。鞭茇[3]尝草, 形神尽悴。避隰调元[4], 以逃人害。列廛聚货, 吉蠲粢盛[5]。夷疏损谷[6], 礼义以兴。善俗化下, 均封便势[7]。虚素以公[8], 威厉不试。弗[9]伤弗害, 受福耕桑。日省月考, 献功明堂。天不爱道[10], 其鬼不神[11]。盛德不孤, 万世同仁。

注释

[1] 连山: 指《连山易》。

[2] 蒸民: 众民。蒸, 又作"烝"。

[3] 鞭茇: 以赭鞭鞭草木。茇, 泛指草木。

[4] 避隰调元: 避开有害的地方, 调和阴阳。隰, 低湿地。

[5] 吉蠲粢盛: 洁净祭品以祀神。吉蠲, 洁净。粢盛, 祭器内的祭品, 泛指祭品。

[6] 夷疏损谷: 调剂谷物欠收。夷, 平。疏, 少。损, 减。

[7] 均封便势: 按照诸侯爵位等级分封土地和域位。

[8] 虚素以公: 虚静淡泊, 以天下为公。

[9] 弗: 不, 无。

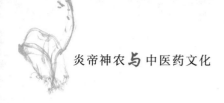

[10] 天不爱道：言天道无私。

[11] 其鬼不神：言其死后魂灵不灭。

按

　　罗泌于淳熙十四年（公元1187年）拜谒炎陵，并题《炎陵碑》，此前15年他作《路史》，写下了总结全篇的这首赞诗。作者从6个方面追思，表现炎帝艰苦创业、为民造福、开拓创新与无私奉献，赞颂炎帝的巨大贡献和无与伦比的圣德，抒发了心中的崇敬之情。在最后四句诗中，作者直抒胸臆，表达自己的看法，写出了自己对所吟史事的见解和感受。

三、乐章

明堂歌·赤帝辞

南北朝（宋）·谢庄

龙精[1]初见大火中，朱光北至圭景同[2]。

帝在在离寔司衡[3]，雨水方降木革荣。

庶物盛长成殷阜，恩泽四溟被九有。

注释

[1] 龙精：太阳。

[2] 朱光：赤光，谓火德。圭景：土圭与日影。景，影。同：重合，谓日当中。

[3] “帝在”句：赤帝位处南方，实为主宰。离，八卦之一，代表火，位南方。寔：通“实”。司衡：主管、主宰。

按

　　谢庄（421—466），字希逸，南朝宋文学家。南朝频繁举行郊祀告天仪式，故多著祀歌。谢庄所作的《明堂歌》依据五行数，木数用三，火数用七，土数用五，金数用九，水数用六。“歌赤帝词”七言，依火数，与五行对五色相呼应。

明堂登歌·歌赤帝

梁·沈约

炎光在离[1]，火为威德。

执礼昭训，持衡受则。

靡草既凋，温风以至。

嘉荐惟旅[2]，时馐孔备。

齐醍在堂，笙镛在下。

匪惟七百[3]，无绝终始。

注释

[1] 离：八卦之一，代表火。

[2] 旅：陈列祭品以祀。《周礼·春官》："国有大故，则旅上帝及四望。"

[3] 七百：《左传·宣公三年》："成王定鼎于郏鄏，卜世三十，卜年七百，天所命也。"后以"七百"称颂运祚绵长。

按

沈约（441—513），字休文，南朝文学家，史学家。沈约是齐、梁文坛的领袖，学识渊博，精通音律，与周颙等创四声八病之说，要求以平、上、去、入四声互相调节的方法应用于诗文，避免八病，这为当时韵文的创造开辟了新境界。其诗注重声律、对仗，并称为"永明体"。

四、赋

大祀炎陵赋[1]

清·彭之昙（节选）

惟姑洗之应律，届修窝之中旬[2]，瞻辰垣之文耀，光复旦[3]于昌辰。时则铜龙[4]晓辟，铁凤[5]晨开。庶老[6]云集于北阙，近臣星共乎三台。千钟献尧之酒，五弦阜舜之财[7]。顾天颜兮有喜，俞众志兮惟虔。萃衣冠兮万国，协盛德于中天。辑五瑞，畅八埏[8]，礼群神，秩百川。乔岳之颂[9]永矣，柴望[10]之文昭然。既乃恩崇创统以前，典祀玉鱼之野[11]。溯放勋[12]而上之开粒食之源者，则有鹑居鷇食[13]，系启伊耆枹杨土鼓、乐舞扶犁[14]。肇赭鞭于草木，俾品物而享之，通交易于市中。悟取象夫噬嗑，羌凤沙之畏怀，大索缯而报腊。制彼耒耜兮，利用前民，察泉味草兮，纪火名臣。綮[15]臣民之食德兮，万古常新。越百代而侑享兮，于荐明禋。爰命扈跸[16]，召耆儒[17]临轩而遣之日：鹿原之址，翼轸之躔[18]，烈山氏之藏室[19]在焉。敬修祀典，惟汝谐汝往。钦哉。于是益恭而偻，凤驾载驰[20]。

　　披巉岩，历嵚崟。溯治法于上古，称毖祀[21]于来兹。彼茹草鲜食之代兮，谁实无心。功则神，而农则名兮，思帝用钦，令人于百世下穆然想见。山高而水深，非老农之不如。惟至诚之如神，对巍峨而浩叹，宜崇报之用申。夫何迄秦汉而下之祀则丛兴，而未及也？历魏隋之多故，地则久芜而莫葺也。考诸方策所载，合观经纬之篇，文考[22]则作宗五帝，明堂亦配位朱天[23]。然而鸟寂丹洲之羽[24]，金隐白虎之巅，谁复纪朱邱于五色[25]的纷空。传扁诸之三千[26]，共阆乡以太息，瞻双柳之萧然，以致三刖[27]久翳，一元靡继。郊台则般荐于所都[28]，鸡鸣亦间举而非制[29]。悟火笠之梦，征昭精爽于宋帝。癸使臣之徘徊，径指迷于山际[30]。给守卫之户，眈匪无归之泰厉[31]，顾俎豆闻之矣。嗟肆祀之多，疏宁玉帛云乎哉。亦暂修而终敝，义未惬于民心，礼癸准乎百世。若夫或素或青，夏造殷因[32]，齐齐以肃，匆匆其馨[33]，合敬同爱，式燕以宁。彼芝房玉检，宝篆丹铭，碧鸡金马，幻影图形，既贻讥于黩祀[34]，究何裨于修龄[35]。

注释

[1] 大祀炎陵赋：康熙五十二年（公元1713年），钦遣通政使司左参议陈汝咸告六旬万寿致祭炎帝陵。彭之昺时为县教谕，参与大祀典

礼，并作赋详记其事。

[2] 姑洗、修寎：均指三月。姑洗，十二律之一。《史记·律书》："三月也，律中姑洗。"寎，三月的另称，月在寎称修。

[3] 复旦：谓又天明。复，又。

[4] 铜龙：铜制装饰品。

[5] 铁凤：指古建筑屋顶上的铁制装饰，形如凤凰。

[6] 庶老：古代士大夫之告老退休者。

[7] 献尧之酒、阜舜之财：对盛世、盛典的赞颂之词。阜财，厚积财物。

[8] 八埏：大地的边沿。借指四面八方。

[9] 乔岳之颂：乔岳，本作泰山，泛指高山。《诗经·周颂·时迈》："怀柔百神，及河乔岳。"

[10] 柴望：古代的两种祭祀，泛指祭祀。柴，烧柴以祭天。望，祭国中山川。

[11] 玉鱼之野：指在陵基所在地祭祀。玉鱼，泛指殉葬品。

[12] 放勋：尧名。《史记·本纪》："帝尧者，放勋。"

[13] 鹑居鷇食：指上古生活条件，比喻生活简约。居：简陋的居室。鷇食：哺食。

[14] 枹杨土鼓、乐舞扶犁：敲打土鼓，歌舞《扶犁》。《扶犁》，神农之乐。

[15] 繄：惟。

[16] 扈跸：护从皇帝车驾。

[17] 耆儒：德高望重的老儒。

[18] 翼轸之躔：翼宿与轸宿运行的度次。翼、轸二十八宿中的星位，古为楚之分野。

[19] 藏室：基冢。

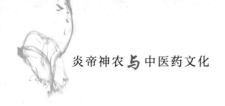

[20] "于是"句：恭敬而又快捷前往。偻，迅速。夙，早。

[21] 毖祀：谨慎祭祀。

[22] 文考：周文王。文王死后，武王称之为文考。

[23] 朱天：南天，即南方。朱，赤色。

[24] 丹洲之羽：指南方朱鸟之羽。丹羽，赤色羽毛。

[25] 朱邱于五色：古以五色代五方。朱邱，南方。南方赤色。

[26] 扁诸之三千：语出《越绝书·吴地传》："扁诸之剑三千。"扁诸，剑名。

[27] 三仞：借指古礼制度。见《仪礼·乡射礼》："杠长仞。"一元：开端。

[28] 郊台则般荐于所都：指唐代天宝中在曲阜举行祭祀。都，治所。炎帝曾都曲阜。郊台，郊祭之坛。

[29] "鸡鸣"句：指明初建历代帝王庙于南京鸡鸣山，每春祭历代帝王于郊坛，后因不合礼制而改。

[30] "奚使"句：指史学家罗泌谒炎帝陵，尚需指点路途，谓陵地偏僻。

[31] 泰厉：古代七祀之一，所祀之主为帝王无后之鬼。甿：古指农民。

[32] 夏造殷因：夏代的规制，殷商沿袭。

[33] 齐齐：严肃恭敬貌。勿勿：勤恳不倦貌。

[34] 黩祀：不合礼制的祭祀。

[35] 修龄：长寿。

按

彭之昺，湖南湘潭人，清康熙四十九年（公元 1710 年）任酃县教谕，雍正二年（公元 1724 年）离任。康熙六十年撰《炎陵初志》。康熙五十二年（公元 1713 年），钦遣通政使司左参议陈汝咸告六旬万寿致祭炎帝陵。彭之昺时为县教谕，参与大祀典礼，并作赋详记其事。

五、铭

炎陵文梓[1]铭

清·沈道宽

炎陵之梓，中含希音[2]，专置原野，日炙雨淋。

我取其材，断为雅琴。山空水清，鹤唳猿吟[3]。

注释

[1] 炎陵文梓：文梓，即纹理美观的梓木。《酃县志》载：清道光年间，县令沈道宽于炎陵附近得千年梓木，遂为琴并系以铭。

[2] 希音：奇妙的声音。

[3] 鹤唳猿吟：鹤鸣猿啼。言琴音凄清孤寂。

按

沈道宽（1772—1853），字栗仲，先世鄞县（今浙江宁波）人，籍大兴（今属北京市）。嘉庆二十五年（1820）进士，官湖南酃县、桃源知县。工书，善画山水。《酃县志》载：清道光年间，县令沈道宽于炎陵附近得千年梓木，遂为琴并系以铭。

附：现代书画大家墨宝

四海懷始祖
九州朝聖陵

華建敏 壬辰年
九月十五日

全国人大常委会副委员长华建敏于 2012 年 9 月 15 日书

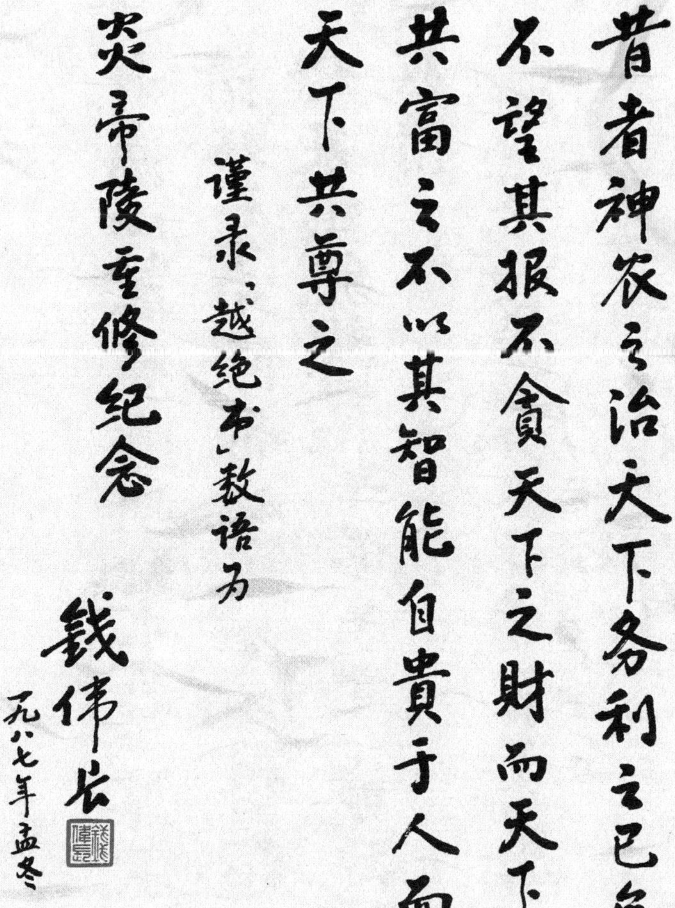

昔者神农之治天下务利之已矣

不望其报不贪天下之财而天下

共富之不以其智能自贵于人而

天下共尊之

　　谨录「越绝书」敬语为

炎帝陵重修纪念

　　　　　　钱伟长

　　　　　一九八七年孟冬

科学家、教育家钱伟长于 1987 年冬书

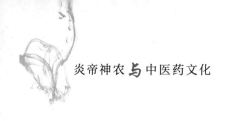
井冈山麓寻遗迹，虬木葱三潭水清。

清琢石丁丁修帝陵，教民稼蔷起渔猎，来粗躬亲，百草尝辛，十亿兔孙孺慕情。

采桑子 炎帝陵修复开工典礼 杨第甫敬题

一九八六年六月二十八日

杨第甫于1986年6月28日炎帝陵修复开工典礼书

炎黄子孙龙的传人团结
统一强国富民

一九八七年十月于广州 炎帝陵碑林 赖少其

书画大师赖少其于 1987 年 10 月广州书

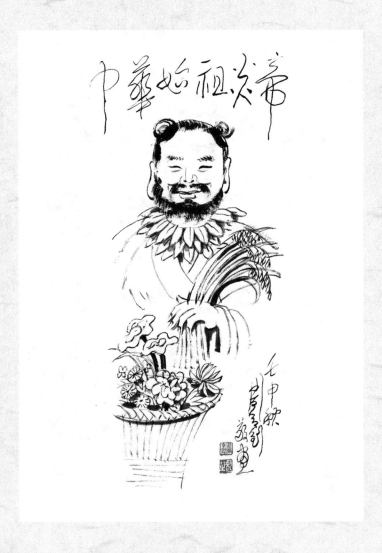

画家周令钊于壬申年秋画

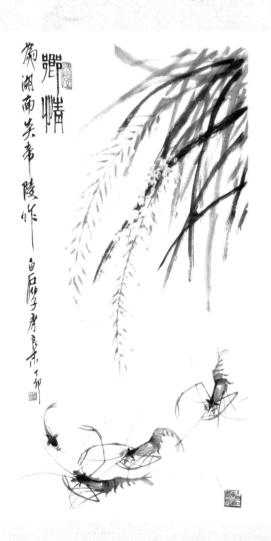

齐白石幼子画家齐良末于丁卯年画

第四章

炎帝与华夏文明

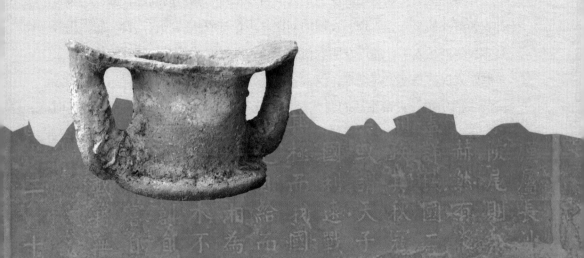

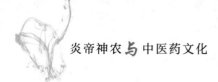

本章分别介绍炎帝在农业、交易、纺织、乐器和音乐、武器等方面的成就和贡献，包括耒耜、医药、陶器、乐器等，其因开创中国古代文明的伟大功绩而被后世尊为中华民族的始祖。炎帝的文化定位可以是农业之祖、医药之祖、商贸之祖、音乐之祖。他对中华文化的影响远超过有形之物。

炎帝在创造与治世中的业绩体现出勇气、责任、智慧与道德的统一，成为英雄时代理想的结晶，也反映了神话创作与人民对族祖、国祖的认同与褒美。从这一意义说，有关炎帝创造与治世的神话不仅是对文化英雄的塑造，更表达了对国祖的颂赞与追怀。

第一节 | 教民耕播

如果说伏羲女娲主要解决的是人类自身生产、繁衍的问题，那么，炎帝神农所解决的是人类生存、发展的问题。炎帝神农从解决衣、食、居、用等基本民生问题入手，通过发明农耕和医药，发展原始手工及建筑，从而满足了原始先民的基本生存需求，改善了原始先民的生存条件，并提高了原始先民的生活质量。炎帝生活的时代是母系氏族社会向父系氏族社会过渡的时代，在这个时代里，生产资料公有，氏族成员共同劳动、共同消费，民主友爱，人人平等。炎帝神农最大的贡献就是发明了农业，创立了农耕文化，农耕文化是炎帝神农文化的核心。炎帝文化指的就是中华民族发展几千年的历史长河中，全部传颂和史料记载的有关炎帝的功德、功绩，创造发明中所蕴含的民族意识、优秀传统、执着信念、崇高理想等的总和，它具有许多特点，其中，最大的特点是多元性、原创性和包容性。农耕文化、工业文化、市场文化、音乐、美学和祭祀文化等，都是炎帝文化外延的具体内容，这是多元性的体现。同时，炎帝文化源自炎帝，是炎帝及先民们所首创，这就是原创性的体现。农业生产工具的发明，是生产力进步的标志，促进了农业经济的发展。农耕生产是人类谋求充足而又有剩余食物的重要手段，是长久安居的基础，是文化繁荣并带动社会关系迅速发展变革的基础。

传说炎帝诞生的时候，身边的大地自动地出现了九口水井。九口井中的水彼此相连，只要汲取其中任何一口井的水，其他八口井里的水都会涌起波澜。牛是耕地的主要动力，井水可以浇灌农田，所以，牛头和水井都预示着炎帝将为人类发明农业。神话说，在远古，人类食用野草、野果，以及螺蛳、河蚌之类的食物，由于这些生冷食物没有经过高温处理，以及食物本身就会含有寄生虫等，先民经常生病。看到这种情形，炎帝既不忍心又焦急，为了改善人们的生活，他试想了很多办法。天神受到感动，降下了一场五谷雨。炎帝就把这些降下的种子收集起来，播种在辽阔肥沃的土地上，这样，人类才有了五谷吃。为了发展农业生产，炎帝发明了冶炼技术，造出了斧头，用以砍削木头，制造了耒（木铲）和耜（木犁），把荒野开辟为良田。除了斧头，他还制造了锄头，用以清除农田中的杂草。在炎帝的慢慢教导下，人们逐步掌握了农业生产技术，学会播种、收获粮食。

炎帝对于中华民族的伟大贡献，不仅仅是发明了农业种植，还创造了农具。工具是生产力的重要因素，某种意义上是生产力水平的代表。《易经·系辞下》记载："包牺氏没，神农氏作，斫木为耜，揉木为耒。耒耨之利，以教天下。"耜和耒一直是中国农业生产中耕地翻土的主要工具，后亦以耒耜为农具的总称。种植和耒耜的发明，其意义和贡献是无可比拟的，它推动了中国社会由渔猎经济向农业经济的过渡，标志着一个新时代、新文明及新文化的产生。炎帝时代"天人合一"的整体思维与农耕生产有密切联系。这种"天人合一"的思想对保持生态平衡，保护人类环境，维持人与

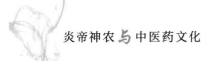

人、国与国之间的和谐有现实意义，作为一种价值理想，为人类的长远生存和发展指明了方向。农耕生产是炎帝对人类的一个伟大独特的贡献。

第二节 | 宣药疗疾

　　人类的幸福不仅仅在于吃饱饭，病痛会破坏人类的正常生活，威胁人类的生存质量，因此，健康成为了人类是否拥有幸福生活的又一指标。古时候，人们饱受疾病之苦，为了找到治疗疾病的办法，炎帝亲自尝试各种植物的药性。据说他的身体是透明的，吃了药物之后，可以看到药物在肚子里的反应，这就能够帮助判断药性。由于尝试植物的种类太多，数不胜数，炎帝经常中毒，最多的一次在一天之内中毒七十次。幸亏他的神性，才不致死亡。后来，他获得了一根红色的鞭子，叫作"赭鞭"。有了这条鞭子，无论什么植物，只要用它一抽，就能够立刻显示出植物的性质。这根鞭子是古人想象的检验植物毒性的工具。炎帝依据植物药性，治疗人们的各种疾病。在尝试、识别百草的过程中，炎帝发现了具有攻毒祛病、养生保健作用的中药，故先民尊称他为"药神"，也叫作医药之祖。最终，炎帝因误尝断肠草而死，葬于长沙茶乡之尾。经过长期尝百草的实践，炎帝神农总结出：在草木之中，味苦的凉，辣的热，甜的补，酸的开胃。他教先民食用不同的草药治疗不同的疾病，自此之后，先民因病死亡的比率大大降低。为宣药疗疾，炎帝刻了《味尝草木作方书》，这便是人类医学科学的发端。后人又经历了漫长的、无数次的实践，学会和积累了许多药物知识，并记载下来。随着岁月的推移和反复的实践，人们积累的药物知识越来越丰富，并不断得以验证，逐步以文字、书籍的形式固定下来，这就是《神农本草经》。如果说《本草纲目》是中国古代药学的顶峰，那么《神农本草经》便是中国药学的奠基之作。

炎帝原始的为民奉献思想不断发展，从周公的"保民"，孔子的"爱民"，孟子的"民贵君轻"，陆贾的"民无不为本"，到范仲淹的"先天下之忧而忧，后天下之乐而乐"，都是富有哲理的古训。直到今天，每一位中华儿女都怀揣着"帮助他人，服务社会"的情怀，让世界了解到我们中华民族是一个伟大的民族，是一个勇于与灾难做斗争的民族，是一个为了人民、国家，舍小家顾大家，不惜一切代价，无私奉献的民族。面对灾难，中国创造着一个又一个奇迹，中国在不断发展壮大，且总有一天中华民族一定会屹立于世界之巅，因为中国的背后是 14 亿勤劳朴实，无私奉献，自强不息，永不屈服的中华儿女！

近年来，随着中国社会经济的发展和人民生活水平的提高，心脑血管疾病、糖尿病、肿瘤、慢性阻塞性肺疾病等重大慢性疾病发病年龄明显提前，患病率逐年递增，慢性疾病已成为我国城镇居民生活质量下降和死亡的主要原因，对社会和个人造成了巨大的经济负担。慢性疾病是一类起病隐匿、病程长、迁延不愈、病情复杂且有些尚未完全被确认的疾病的总称。首先，慢性疾病最突出的特点是复杂性。其是一个复杂的因果网络系统，而不是一因一果简单的病理问题。慢性疾病发病机理错综复杂，病因繁杂多样，同时又会发生各种各样的并发症。其次，慢性疾病的发病过程是动态变化的，在诊疗的过程中会出现耐药的现象。中医学是将人体与自然、社会、环境相联系，研究其生理机制、病理变化及疾病的预防、诊治和康复的宏观医学，其精髓是整体观念、辨证论治和"治未病"的思想。中医学独特的整体观念和辨证论治，能够调节机体的各个方面，恢复机体的和谐有序，更合理地治疗慢性综合性疾病。这些思维方式已经被国内学者认识并认可。中医学倡导的

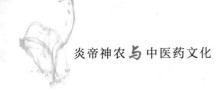
是天人相应、整体调节、早期干预和截断病势,在养生、保健、治疗与康复等方面采用早期干预的理念与方法,有效地实现维护健康、防病治病的目的。我国资源有限、重点卫生问题突出,疾病谱主要以慢性疾病为主,对于防治慢性疾病,中医学不仅有系统的理论知识,而且积累了丰富的经验,经过5 000多年的实践积累,逐渐形成了完善的理、法、方、药的理论体系,以及针灸、推拿、刮痧等多种非药物治疗手段,这些对防治慢性疾病有独特的优势。

从2019年12月开始,湖北省武汉市部分医院陆续发现了多例有华南海鲜市场暴露史的不明原因肺炎病例,现已证实为一种新型冠状病毒感染引起的急性呼吸道传染病。这种新型冠状病毒肺炎的临床表现及病情演变与严重急性呼吸综合征(SARS)有一定相似之处。中医药领域通过几千年与疫病的斗争,积累了丰富的经验。在17年前SARS的临床治疗中,中医药在减轻发热症状、控制病情进展、减少激素用量、减轻并发症等方面疗效显著。在此次新型冠状病毒肺炎的防治中,中医药也显示出确切作用,获得了多方认可与赞美。中医学强调"上医治未病",强调"未病先防,欲病救萌,既病防变,瘥后防复"。在预防方面,以隔离为主,可通过中医药调节机体状态,提高免疫力,抵御病毒。最好的预防方式就是改变身体状态。面对疫情,首先思想上要重视,但切忌恐慌,因为恐惧情绪会导致气机逆乱,抵御外邪的能力降低。唯有良好的心志,消除恐惧焦虑,才能达到"正气存内,邪不可干"的平衡状态。理性的思考、积极的情绪和健康的心态,同样是预防疫病的重要保证。中医学预防强调"避其毒气",就是远离传染源,不与患者及疑似患者接触,避免毒气侵袭。要注重形成良好的日常生活方式,禁烟限酒、充足睡眠、适当运动、心情恬静等都是提高机体防病能力的基本要求。对于中医药救治患者的效果,张伯礼院士总结并提出:新型冠状病毒肺炎是病毒感染和机体免疫状态博弈的结果。中医治疗往往不仅着眼于病,更重要的是调动机体自身的抗病能力。病程早期可使用利湿化浊、清热解毒药协助抑杀病毒；中期的重点则是改善症状，控制病情恶化，采用清热化痰、活血解毒药物等；后期则需要扶助正气、益气养阴、清除余热。从实际治疗情况看，新型冠状病毒肺炎轻、中度患者占大多数，轻症采取隔离治疗，通过中药或中西医结合治疗，方可治愈；同时，由轻症转往重症的过程相对缓慢。从中医角度看，潜伏期长、进展慢，是湿邪重的典型表现，正是中医药治疗的优势。在改善症状方面，中药退热平稳，止咳效果较好，改善乏力效果明显；轻症患者容易痊愈，中度患者向重症转化的较少，对提高重症患者存活率有作用。

第三节 | 《连山》行易

《连山易》内容大体可归纳为三个方面：一是以各种动物为象征、以图画和示意符号为主要表现方式，记载日月星辰、二十八宿等天象及其历法的设置情况；二是以天文历法为基础，演义推导阴阳五行、天干地支之间的冲、克、刑、合规则及其原理；三是根据这些原理来预测、指导各类活动，什么月份、什么日子为"吉"，什么月份、什么日子为"凶"，涵盖出行、经商、生产、出猎、婚嫁等各个方面。总体而言，《连山易》是上古神农时代一部以天文历法、农事为主的"百科全书"。在《连山易》中，太极八卦、河图洛书等表达的是古天文概念和推算"四时八节"的农事历法。研究发现，《连山易》中反映农事季节周年变化的"连山八卦"和会同连山境内现存的八个古庙（或古庙遗址）呈对应关系，这八个古庙分别是山神庙、天星庙、水府庙、镇江庙、风神庙、雷神庙、地神庙、火神庙。八个古庙的名称、方位和"连山八卦"完全吻合：山神庙对应"艮卦"（"艮"即山），天星庙对应"乾卦"，水府庙对应"兑卦"（"兑"指水泽），镇江庙对应"坎卦"（"坎"即水），风神庙对应"巽卦"（"巽"即风），雷神庙对"震卦"，地神庙对应"坤卦"，火神庙对应"离卦"（"离"即火）。而且连山八庙所在地的小地名及其地貌特征也与"连山八卦"非常吻合：比如"艮卦"对应的山神庙处，正好有一块形似甲骨文"山"字的"连山石"，此山脉又名"艮山"；与"震卦"对应的雷神庙处，由于其特殊的地形，春夏之交雷电居多，并有"雷公山"地名。"连山八卦"与连山八庙及其山水地貌环境吻合，说明"连山八卦"起源于会同连山。同时《连山易》中的"连""山""易"三字也是根据连山特有的地貌标志创造的，如"山"字就是根据"连山石"描画而来。皇甫谧说："连山易其卦以纯艮为首，艮为山，山上山下，是名'连山'。"说明《连山易》的得名也与这块怪模怪样的"连山石"有关。再者，2008 年有村民在连山坛子墙遗址附近捡到一个直径约为 3cm 的小陶罐，其底部有一个呈逆时针旋转的阴阳太极图，其形态与《连山易》中太极图一致。经有关专家确认，此陶罐的年代为商代，是目前中国考古发现的最早太极图。

整体思维是以普遍联系、相互制约的观点看待世界及一切事物的思维方式，它不仅把整个世界看作一个有机整体，认为构成这个世界的一切事物都是相互联系相互制约的，而且把每一个事物又各自视为一个小的整体，除了它与其他事物之间具有相互联系、相互制约的关系外，其内部也呈现出多种因素、多种部件的普遍联系。整体思维在中国是一种占主导地位的思维方式，"天人合一"是其典型的思维结晶。《连山易》把天、地、人看作一个统一的整体，主张天和人既对立又统一，两者之间的关系要不断地进行调整，使之和谐发展。"天人合一"的观点认为：①人是自然的一个有机组成部分，人应正确认识自然，与自然和谐相处，造就一个更加和谐融洽、有利于共同发展的生存环境；②人是自然的一个特殊组成部分，人应运用自然规律，发挥主观能动性，合理地改造自然；③人在运用自然规律的基础上，应充分利用自然，为自己服务；④自然是一个平衡和谐、朝气蓬勃的有机整体，人在充分利用自然造福自己的同时，应有效地保护自然。正确认识自然是前提，合理改造自然是手段，充分利用自然是目的，有效保护自然是条件。

人类之所以能创造文明，是因为人能认识和利用自然规律而具有实践创造性，人可以通过实践有意识地去顺应和利用自然。人类虽然创造了文明，但人类同地球所有生灵一样，是不能脱离自然界而存在的。人不是自然的主宰，是依赖自然而生存的一部分。自然早在人类产生之前就已经存在，并且形成了稳定的自我循环系统，这表明自然具有不依赖于人的内在生命力。野生动物在生态环境中有其存在的位置和功能，作为同等生存在自然中的成员，人类对其应该予以充分的尊重和保护。与包括野生动物在内的自然万物和谐共处，与自然和谐共生才是生态文明时代应有的美好场景。正确认识人与自然的关系是实现人与自然和谐共生的前提条件。自然为包括人类在内的生物提供了生存的空间环境和物质基础。人作为自然界万千生物的一员，需要从自然汲取阳光、空气、水源、食物等，是"呼吸着自然力的人"。在极其漫长的进化过程中，人类逐渐脱颖而出成为万物的灵长，但是无论如何进化，人类都不可能超脱自然而独立存在，这就要求我们要始终正确认识人与自然的关系，不能自诩为自然的主宰者，而是要尊重顺从自然、敬畏热爱自然，维系与自然相互依存的和谐关系。我们必须深刻认识到，人类可以利用自然、改造自然，但归根结底是自然的一部分，必须呵护自然，不能凌驾于自然之上。

"天下和平"是炎帝提出的构建和谐社会的理想政治蓝图。"天下和平"

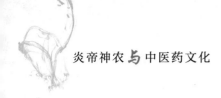

这一主张，实际上起着巩固中华民族团结统一的历史作用。中华民族是热爱和平、崇尚和谐的民族。在中华传统文化中，有关和谐的内容博大精深，源远流长。和谐社会历来是人类孜孜以求的社会理想。维持民族的长期统一、安定团结，并不容易。首先，执政者要能大公无私，在民众中享有崇高的威信；其次，执政者与臣民要紧密团结。从国内来说，中央与地方、地方与地方之间，不生冲突，不起分裂，呈现一种和谐统一的政治局面；从世界来说，国与国、民族与民族之间，不起战争、和平共处，天下和平是一高尚理想。用"天下和平"的思想来处理国际关系，不但可以收长久和平之效，也最符合人类生存的本性。目前世界上不同的国家、不同的族群之间常有冲突和争端，假如按西方某些国家那种强权意识来处理，必定要激化矛盾和冲突，不仅给别国别族人民带来痛苦，也会给自己带来无尽的灾难。所以当今人类世界也必须具有"天下和平"的和谐思想，消除冷战思维、霸权主义对世界的影响，使人类得以长久生存、和平发展。

近年来，习近平主席在多个国际场合向世界阐释中华"和合"文化。他说："计利当计天下利。世界大同，和合共生，这些都是中国几千年文明一直秉持的理念。"他还指出："中华民族历来是爱好和平的民族。中华文化崇尚和谐，中国'和'文化源远流长，蕴涵着天人合一的宇宙观、协和万邦的国际观、和而不同的社会观、人心和善的道德观。"在世界多极化、经济全球化、社会信息化、文化多样化的今天，"和合"显示出交融互动、有容乃大的气质，成为人类文明对话的牢固人文纽带。世界发展到今天，各个国家和各个民族互相联系、互相依存的程度空前紧密。面对世界经济、政治、文化、社会生态各种复杂问题，每个民族、每个国家的前途命运都紧紧联系在一起，任何国家和任何民族都不可能独善其身。世界多极化、经济全球化深入发展，社会信息化、文化多样化持续推进，各国相互联系、相互依存，全球命运与共、休戚相关，和平、发展、合作、共赢的时代潮流更加强劲。

同时，人类也正处在一个挑战层出不穷、风险日益增多的时代。世界经济增长乏力，国际金融危机阴云不散，发展鸿沟日益突出，兵戎相见时有发生，冷战思维和强权政治依旧顽固存在，恐怖主义、难民危机、重大传染性疾病、气候变化等非传统安全威胁持续蔓延。人类生活在同一个地球村里，生活在历史和现实交汇的同一个时空里，越来越成为你中有我、我中有你的命运共同体，面对全球性问题时，需要各个国家共同协商、通力合作。

第四节 | 立廛设市

炎帝在位期间，人们的生活越来越好，吃的东西越来越丰足，生病的概率逐步下降。大家都能按照天时、地利从事各种劳动。居住在水源好的平原地带的民众主要种植水稻；在水源差一些的地方，麦、黍、稷、菽是当地人们的主要作物；靠山的人以狩猎为主；近河的人以捕鱼为主；住在干燥高地的人以制陶器为主。人们的生活井井有条，国家也有充足的粮食储备。有一天，炎帝来到一个平原的部落巡视，询问大家现在的生活过得怎么样。其中一位老人回答说，现在食物丰富充足，但是品种比较单调，主要出产稻谷，除了稻谷之外几乎没有别的食物，若能用出产的稻谷与其他部落生产的食物相互交换就更加完美了。炎帝听了当地民众的反馈之后，认为这个建议特别好，于是召集群臣商议，决定开辟市场，让民众把各自出产的东西拿到确定的市场，根据自己的需要相互交换。在当时，既没有钟表，也没有记录时间的方法，那么是依据什么来确定交换的时间呢？经过思索，炎帝决定以太阳作为时间标准。当太阳当顶的时候，就在市场上进行交易，过了这段时间就

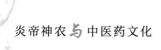

散市。这个办法既标准又简便，人人都欢喜。每天到日中时分，各个部落的人把各自出产且有剩余的食物拿到一个商定的中心地点来交换。五谷、鸟兽、鱼虾、野果、晒制的兽皮、编好的麻布、陶器及用石头磨成的杵臼等，五花八门。大家将自己的产品去交换部落需要的产品，高兴而来，满意而归。由于市场的兴起，各地百姓的生活更加丰富多彩。一个区域成立了市场，别的区域也纷纷效仿，"日中为市"逐步在全国范围内实行。直到现在，许多地方的民间墟场还保留着"日中为市"的习惯。

集市交易的出现，必定是在渔猎文明、畜牧文明与农耕文明并存的时期。这时期，生产劳动出现了分工，社会实现了由单一的"攫取经济"（指不是以持续性生产为方法，只是攫取农业、畜牧业的产生，使人类的经济以旧石器时代以采集、狩猎为基础的攫取性经济转变为以农业、畜牧业为基础的生产性经济）向"生产经济"的转变，社会生产力不断提高，生产行业多样化，人们有了剩余产品（即耒耜之利），"以其所有，易其所无"，于是出现了"场"或"市"。为什么要以"日中"（即正午）作为交易时间呢？这是与上古先民的实际生活状况有着内在联系的。会同地形地貌以山地为主，交通不便。为了方便周边各"部门"或氏族成员在"连山场"与居住地有效（能交换到货物）安全地往返，所以约定了以正午为交易时间。这样，有利于周围各小部落成员掌握往与返的时间与行进速度。以半天的行走路程半径，最远可辐射到距连山场 45～50km 的地方。

社会分工导致了集市贸易的产生，而集市贸易的发展又促进了社会分工的扩大。社会分工首先是从部落内开始的，是部落内部此氏族与彼氏族的交换。交换的时间是早市，方式是以物易物，地点是在井旁。随着社会分工的扩大，部落与部落之间的交换便不可避免了。部落与部落均隔山而居，相距较远，要实现交换，必须有约定俗成的交换场所，即在森林边沿的空旷处进行。因此，每日清晨，部落各族将交换物打点上路，到达交换地点，已是响午时分。进入阶级社会后，集市贸易的活力增强了。表现在集市场所由农村移至城邑，"城"和"市"的结合，构成了"城市"的完整意义。春秋战国后，集市又辐射到农村，城乡并存发展，构成了集市贸易的新网络和坚固的框架。另外，集市中的经营主体亦发生了根本性变化，即由贵族到商奴再到国民。集市贸易从内容到形式的发展，促进社会分工进一步扩大。细的方面，诸如市场内品种的分工，经营范围的分工，行业的分工等；粗的方面，就是生产的分工拓宽，如出现了专门为市场而生产的商品化、专业化生产区域等。《简史》认为：中国城市的发展有两种，一种是以行政手段建立的政治性城市，如各朝的都会等；一种是因商而兴的商业性城市。集市贸易则是我国城市尤其是商业城市新兴与发展的桥梁。商业城市一般经历了墟市—市镇—城市的发展历程。古代四大名镇，即河南的朱仙镇、广东的佛山、湖北的汉口、江西的景德镇，就是这样发展起来的。由于市镇内商品生产和交换有着强大的辐射力、吸引力，致使镇内人口繁衍壮大，规模不断扩大。所以，市镇又逐步发展为大规模的城市，即商业性都市。集市贸易是各个时期经济发展的一个重要窗口，其促进经济发展主要体现在两个方面：一是促进了经济的交流。人们通过进缺泄余，互通有无，使城乡经济繁荣活跃。二是促进生产的交流。在集市上，各地名特产品荟萃，开拓了人们的视野。人们从市场产品的类型与制作技巧中得到启迪，促使其不断改进和提高。所以，集市贸易对于产品的推陈出新，对于生产的发展，都有莫大的助推作用。另外，因市镇增多，各地对物质的供需关系发生变化，也必然推动集市周围、市镇周围及城郊的专业化生产，促使人们从事专门商品作物和商品手工业的经营。集市贸易对社会变革也有推动作用，可从两方面反映出来：一是集市贸易的发展有一个量的积累过程。集市贸易的发展、繁荣，要求政府有更为开放的政治经济政策，提高商人的政治要求，要求上层建筑与集市贸易的发展相适应。二是集市贸易本身是新制度的温床。春秋战国时期，通过集市产

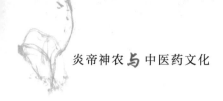

生了一批新兴的商人地主，促进了私有制的发展；封建晚期，集市内部也产生了资本主义因素，催发了资本主义的萌芽。党的十一届三中全会后，由于集市贸易领域拓展，具有开放性，价值规律得到充分体现，因而促进了社会主义市场经济的逐步建立，集市贸易成为市场经济的重要组成部分。

"日中为市"，实践了"守信"的管理思想。炎帝神农及其部族先民遵守信用，主要在原始的交易活动中践行。原始贸易的开展，为原始信用的出现提供了可能性。炎帝之时，尚无记录时间的精准方法，而集中进行商品交换，则需要一个统一的时间，否则，人们不能开展正常的劳动，只能久久地等候在市场上。于是，炎帝便发明了"日中为市"。商业活动的进行，必须有一个相对稳定的场所。原始人的定居生活，为原始商业贸易市场的出现提供了交换场所。史传炎帝安排当"日中"之时，人们统一到确定的地点进行交易。交易地点大多交通方便，容易聚集人群和货物。传说宝鸡的交易地点在距宝鸡不远的天台山，至今还有一个叫"太阳市"的地方，许多乡镇还保留着赶圩，相传是炎帝神农时代流传下来的。用于交换的物品，必须符合人们的需求。用于交换的中介物，也必须具备某种参考价值。在考古中，虽不可能直接发现当时交易的场景，但从宝鸡北首岭等仰韶文化遗址中出土的樋螺、贝壳（货币）可知，炎帝时代已有交易活动。

第五节 | 作琴制乐

音乐是一门源远流长的高雅艺术，是中华文明史上一份不可或缺的精神佐料，在原始饥不果腹的蛮荒时代，为使原始先民"成于乐"，炎帝神农"削桐为琴，结丝为弦"，创造出五弦琴。传说有一天，炎帝对大臣们说："如今种植五谷，食物丰足，但是，我观察到大家耕作时十分辛苦，我们需要想一些办法来缓解民众的劳累。"于是，大臣郴夭回答："前几年，在我和民众一起挖土的时候，荒地中间有一块大石头，我们决定把它推开，当大家一起使劲推时，很自然地发出'嘿嘿嗬嗬'的喊声。伴随着有节奏、有力量的打气声，大家备感轻松。"炎帝拍手称好，称赞这办法不错，便委派郴夭将这些喊叫声编成扶犁之乐，建议大家边劳动边哼曲，就能轻松很多。又有一天，炎帝在采药的路上偶然发现一根很好的木头并用它制作了一把琴，于是命郴夭再制作一曲丰年之咏，欢庆丰收。炎帝经过七天七夜的精心制作，终于把琴造好了。这把琴采用桐木作琴身，麻绳作琴弦，琴身长三尺六寸六分，有五弦，分宫、商、角、徵、羽五个音调。在一个月白风清的晚上，白鹿原的西北面山窝里一块大平地上，烧起一堆大篝火，篝火旁摆满了用陶盆盛着的烧熟了的鸟兽肉及饭团、野果等。除了食物之外，先民们又用陶器盛上一些饭团，用黏土堆成馒头样的土鼓，放在木排上顺水漂流，以祭祀米鼓神。民众们到齐后，炎帝神农坐在一个土皇上，用他新造好的琴，弹起了郴夭编的丰年之咏。琴声悦耳极了，曾经给炎帝翻种嘉谷的红色神鸟从天宫飞来舞蹈助兴。周围的百姓有的和着琴声，有的吹着芦苇管，有的在土鼓上打着节拍，整个白鹿原洋溢着欢乐的气氛。自此之后，蜡祭联欢活动成了每年秋收后的"例行公事"。后人为了纪念炎帝和百姓庆丰收的盛况，就在举行过篝火晚会的地方盖起了一座"咏丰台"。神农琴也就代代相传。

炎帝作为氏族部落的首领，首创神农琴，开创音乐先河，"制雅琴，度瑶瑟，以保合大和而闲民欲，通其德于神明，同其和于上下"。其创建原始音乐礼制的功用可以概括为以下几个方面：一是"归天"。归天也叫归神，归神即归化于神明。在原始的氏族部落中，一个至关重要的教化氏族部落人们的举措就是在思想意识上进行"一统"，创建礼乐，推行祭祀，对部落氏族的图腾行进膜拜，以及对原始农业等进行祭祀。最为重要的是祭天、祭祖、祭神。其中祭天是炎帝最为重要的治理部落的一项举措，将自我归化为神明，有利于有效地统治与教化部落子民。在原始先民的心目中，"天"代表着一切，因为原始的农耕在很大程度上依赖于上天，上天垂爱子民，便风调雨顺，原始的农业也会丰收，谷粒满仓，所以炎帝便恰当地运用了原始音乐的作用之一——归天。二是"通德"——通神明之德。炎帝神农作为原始氏族部落的首领，开始在治理部落中研究如何有效地利用音乐的作用"规范"原始先民的思想意识，"以保合大和而闲民欲，通其德于神明，同其和于上下"。原始音乐对先民们的思想"规范"作用也逐步彰显魅力。正如《吕氏春秋·上德》记载："为天下及国，莫如以德，莫如行义。以德以义，不赏而民劝，不罚而邪正，此神农、黄帝之政也。"又如《路史》记载："命刑天作扶犁之乐，制丰年之咏，以荐厘来，是曰：'下谋'。"三是"克谐"，使人与人、人与自然能够和谐相处。炎帝造琴制乐的又一个重要的现实意义就是实现原始社会的和谐，其中包括两个主要的方面：一是"谐人"，即人与人之间的和谐。优雅的琴声、美妙的音乐，能够使先民们返璞归真，抛弃原始的野性，回归到人性中的"真、善、美"。如《杨子》记载："昔有神农造琴以定神，禁淫僻，去邪欲，反其天真者也。"《桓子新论·琴道》记载："琴，神农造也……下征七弦，总会枢极，足以通万物而考治乱也……琴之言禁也，君子守以自禁也……"二是为了达到人与自然的和谐。在原始的氏族部落中，生产力比较低下，人与自然的较量能真实地反映当时的社会现状，原始先民们为了自身的生存及生存环境与动物进行着激烈的斗争。但是炎帝神农为了使人与自然和谐，尽量避免杀戮动物，能够"揉木为耒，教民耕耨，民始食谷，谷始播种，耕土以为田，凿地以为井"，开创了我国的原始农业，以解决原始先民们的生计问题。四是"怡性"——用音乐陶冶性情。炎帝神农"削桐为琴，结丝为弦"，制造出原始的音乐、乐器，创造出原始的中华民族音乐，用原始的音乐来陶冶部落氏族的情操。蛮荒蒙昧时代的先民们，在当时艰难恶劣的环境中，劳动之余，用音乐来陶冶熏陶自己的情感，是一项伟大创举，而这一创举的目的便是以此来约束和控制人们的行为，达到以乐养性、以乐怡情。正如《桓子新论·琴道》记载："琴，神农造也……昔神农氏继宓羲而王天下，上观法于天，下取法于地。于是始削桐为琴，绳丝为弦，以通神明之德，合天地之和焉……古者圣贤，玩琴以养心，穷则独善其身，而不失其操，故谓之操……达则兼善天下，无不通畅，故谓之畅。"又如《孝经·援神契》记载："神农乐名曰《扶持》，亦曰《下谋》……按：《辨乐论》云：昔伏羲氏因时兴利，教民畋渔，天下归之，时则有《网罟》之歌。神农继之，教民食谷，时则有《丰年之咏》。按：《扶来》歌即《凤来》之颂，乃神农之《扶犁》也。扶、凤、来、犁音相同，称是知神农因大昊之乐……"当然，除了以上主要的四种功用之外，炎帝神农创造原始的音乐还起着其他重要的作用，比如"驱兽""传情"等。蛮荒时代的先民们，征服自然的能力十分有限，在还没有发明先进的武器时，用击打树木等方式产生原始的音乐，在很大程度上可以驱赶野兽，保护族民们的安全。另外，在炎帝神农的带领下，原始先民们用树叶等工具创造出的原始音乐，在一定情形中，还起着传情的作用，用树叶等工具将自己的心声传达给异性，表示彼此的爱慕之情。

随着生活节奏的加快，人们的生活越来越好，压力也接踵而至。人们的欲望越来越大，因而争名夺利；每个人都想过上更好的生活，因而疲于奔命，不择手段；过度操劳，因而气虚体弱；心理压力过大，演变为心身疾病。当人们发怒的时候，往往看到的是事物的消极方面，就会出现心跳加速、血压升高、血糖浓度上升等；而当人们心情舒畅时，看到的是事物的积极方面，就会出现消化道分泌液增加、胃肠道运动增强等生理现象。而有着深厚的文化底蕴和悠久的历史传统的古琴艺术，也同样有独特的音乐治疗作

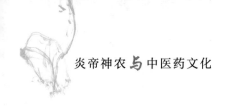
用。音乐自产生之日起就与疾病治疗和保健紧密相关，我国古人早就提出"天人合一"及"自然养生"的理念，认为五音是天然产生的神圣之物，是人体生存和发展所必需的一种元素，且与人体五脏有着密切的关系。事实上，在远古社会的很长一段时间里，音乐都承担着疾病治疗和保健的重要职能，例如古代先祖伏羲通过制造瑟来调理疾病；《黄帝内经》中也有人们在古代利用声乐来治疗疾病的先例，可见音乐治疗早在远古时期就已经被运用，而在古代士大夫阶层的养身术中，琴也往往居于第一位，这也说明了琴在修身养生方面作用最为明显。古琴自产生以来就不单单是一种乐器，其更是文人墨客日常生活中一种不可或缺的重要的修身养性方式，古琴中富含音乐治疗思想，集中体现在以下几个方面：古琴中的音乐治疗思想首先体现在其对人体肢体的锻炼。古琴的弹奏不仅需要手指，更重要的是左右手的协同配合，锻炼了左右手的协调能力。一般来说，人体共有十二条经络，在人的手上就有六条主要的经络，调节人的呼吸、消化、内分泌、心血管等系统，手指拨动、敲击琴弦，促进了手指末梢的血液循环。同时，在弹奏过程中需要把握呼吸和音乐节奏，能够有效增强心脏功能，手掌的各关节在弹奏时是十分放松的，弹奏者需要随时在用力与松弛中自如切换，这种切换可以活动人体经络，达到锻炼肢体的目的，这与中医养生方式是相通的。其次，古琴的音乐治疗功能不仅仅在于身体方面的锻炼，更在于对内在精神世界的安抚，进而达到疾病治疗的目的。实际上，人体的很多疾病往往由不良情绪导致，琴声的平和、宁静，可以帮助人们发泄情感，因此往往被用以表情达意，达到身心和谐的状态。自古以来，文人往往借琴达意，托琴言志，寻求通过琴声来表达自己内心的情感，从而达到内心情感的宣泄及注意力的转移，最终达到身心合一、内心平和的境界。琴中"五音"也正与人体的五脏一一对应。例如"宫"与"脾"相通，可以健脾；"商"与"肺"相通，具有疏通气机的作用等。弹琴之时身心要正，只有身心正，则清气上升、浊气下降，人体阴阳达到相对平衡的状态，则人体大致没有疾病；在弹琴时，要求弹琴者心神安定，心气平和，最终才能养成耐心平和、洒脱淡然的心态。古琴音乐深沉而不失精致，它可以通过调节大脑皮质使激素分泌增加，在这种良好的刺激中，神经、内分泌及消化系统等往往更有"活力"，五脏的生理功能也能得到更好的发挥，进而实现缓解病痛、祛病延寿的目的。最后，古琴的音乐治疗作用还体现在弹琴能够促使人保持精神专一，消除杂念，从而达到心神凝聚，只有时刻保持物我两忘、身心皆静的心态，身体内外才能时刻保持最好状态，有助于疾病康复。

第六节 | 冶土制陶

随着农业的发展，人口的增多，炎帝神农发明了火，人们由生吃改为熟吃。传说有一次一块老兽肉烤了很久还没烤熟，根本咬不动，炎帝很恼火，于是无意中把它扔到了火烧的房子上。房子内部有火，房子上面有水，这块老兽肉在煮沸的水中不断翻腾。几天后，火熄灭了，神农前来查看房子的情况，发现了那块老兽肉，于是，他就拿起来尝尝，味道比火烤的更好。炎帝思索着，火烧的泥浆土坚硬且不漏水，可以做成罐子来煮肉。有了这个想法之后，炎帝就开始制作陶器，人们也就不用吃又生冷又不易消化的食物了。长期的生活实践，使先民了解到葫芦具有外表光洁、质地坚韧、形状美观、掏空能容物的特点，于是在葫芦外表涂敷泥土，烧煮食物。后来发现，经过高温，葫芦可以被烧掉，而泥壳犹存，变得十分坚硬，也不惧水和其他液体浸泡，于是便产生了依照葫芦的样子来烧制陶器的想法。为了使陶器的形状

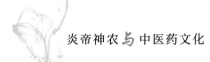

多样化并具有实用性，先民依据生活中的不同功能需要，把各种形状的葫芦从不同部位割截，仿制出各种形状的陶器。如截去葫芦上半部分三分之一或一半便成了瓮或缸；截去葫芦长颈的一半或三分之一便成了瓶、壶、杯；自长颈以下及腹部截去三分之二成了盆；将长颈连腹的三分之一倒置使腹口向上则成杯；短颈葫芦截去短颈的顶部成壶，截去短颈则成罐，截去自顶以下二分之一成碗或钵。由此可见，陶器是由葫芦演变的。

从社会发展的角度来看，陶器作为一种物质创造物，对于原始社会的形成和发展具有重要贡献，它是原始先民日常生活的重要器具，不仅用于饮食、炊煮、盛储、汲水等，还用于音乐、宗教、建筑、纺织、渔猎等。自从有了陶器，原始先民经常食用熟食，逐渐形成了有规律的饮食结构和习惯。经过加工、高温处理的熟食能够给人补充丰富的营养，促进身体和大脑的发育，促使人类文明的进步，陶器的出现还为人类的饮食生活提供了一套完备的器具，促进了人类饮食文化的发展。同时，陶器的产生是人类分居与定居的开始，有了陶制的汲水器，人们可以在离河流稍远的地方定居，告别了逐水草而居的生活，而随着居住地人口的膨胀和周围资源的耗尽，一部分人开始迁移到适合居住的地方定居，这种迁移又带来了文明的创造和传播。因此，陶器时代不仅对原始先民的生产和生活产生了重大影响，而且在整个人类文明史上都具有重要意义。

陶器既是一种工具，也是一种技术。它代表了对人类知识和经验这两个独立领域的一次复杂的融合：原料、技术进步及需求；或者，更具体地说，是黏土、火及容器的融合。陶器的主要成分——黏土，源于人类对土壤性质的认识。人类很早就认识到黏土的多用途及其物理特性——湿润时有延展性或可塑性，而干燥或加热时则变硬，且容易获取，这就使黏土成为一种有吸引力的且有多方面用途的原料。陶器制作的第二个要素是火。人类在几万年前已经掌握了火的知识，包括认识到恰当运用火可以使木头及黏土变硬这一特性。陶器制作的第三个要素是认识到"黏土 + 火"能够制作容器。陶器造型塑造的不仅仅是器具结构，同时也是原始先民精神观念的表达；陶器作为一种媒介，同时也塑造着史前人类的意识形态，精神、观念这种抽象的、无形的意识会作用于周围物体，通过一定的物质形态表现出来。承载了精神的物质才具有价值，陶器通过不断变化器形，仿佛在诉说着原始先民的所思所想。除了在精神方面的体现，陶器造型也体现了原始先民物质生活的变化，不同造型的陶器，其功能也各不相同，只有生产力得以提高，对生活水平有更高的需求时，才会对陶器的使用功能进行细分，才会创造出造型各异的陶器。

既然陶器是在一定的社会里生产、使用的，那么陶器就包含了与社会各个层面、各个方面的联系。技术的进步是社会发展的基础，制陶技术是人们创造的技术系统的重要组成部分，它的发展既推动了社会的发展变迁，也体现了人类的心智水平的提高。在制陶技术方面，"标准化""专门化"概念逐渐被提出。它们描述的是技术发展程度，指向的却是运用这些技术的人和他们的生产组织状况。资料表明，生产组织的状况和技术程度是有相关性的，例如，以满足自己需要的陶器生产是家庭的、季节性的活动，烧制环节的合作使产品趋于标准化，迎合了使用需求和大众的共同审美情趣。制陶者的个人天赋较高、需求量扩大和技术进步，都可能引起陶器生产的集中和标准化。轮制技术出现和批量生产，进一步导致了产品严格的标准化程度，而且意味着制陶业在内部形成了比较复杂的分工合作，对外而言成为独立于其他生产部门的专业生产组织。快轮和龙窑这两种技术装备标志着制陶业脱离了其他生产，成为一个独立的部门。不过，快轮和龙窑未必是同时出现的。还有许多证据表明，独立的制陶出现的时间可能还要早一些，在手工制陶的阶段就已经有了。但制陶业始终没有脱离与其他行业的关系，而是以某种新的形式加强着彼此之间的联系。如果制陶还停留在家庭为满足自己需求而从事

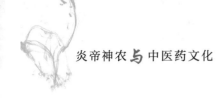

的季节性生产的程度，那它就是一种自给自足经济内部的行为。如果是一种专业化的、批量的、以交换为目的的生产，这样的制陶业就与社会其他生产领域分开了，但在分开的同时又因与其他生产部门间形成了互补关系和彼此间频繁的产品交换，从而重新组合了整个社会经济体系。从这个角度看，制陶业始终没有彻底独立。在谈论陶器生产的专业化、专门化时，不能仅着眼行业的内部，还应当把它放在整个社会经济里去考察它与其他生产部门的关系，考察它在整个社会经济里的地位、作用。龙窑是一种工业化的生产装备。一种以交换或者说贸易为对象的大生产，伴随而来的是产品大范围的流通、交换乃至贸易，即市场的建立。而这背后，又有流通路线、渠道、运营和管理，以及社会财富的转移流动等一系列复杂的问题。当然，这一切刚刚开始时，规模尚小，机制、体系不完善。但经过此后的发展，最终成为中国外贸出口的三种主要商品之一。这三种商品是瓷器（瓷器的工艺建立在陶器千百年历史的积累上）、丝绸、茶叶。凭借这几种产品，中国在长达一千多年的时间里，占据了世界经济的中心，在相当大的程度上影响了中世纪以来人类历史的走向。严文明先生分析仰韶社会时指出，在半坡、姜寨等聚落代表的仰韶文化早期，村落内部实行的是多层次的所有制，而不是能用"原始共产主义"一言而蔽之的。这个时期，村落有村落的共同经济，村落内每个氏族（或大家族）各有自己的经济生活，譬如粮食等生活物资为氏族所有，在氏族内部分配。而家庭也有自己的私有财产，如陶器、工具之类。这种多层所有制隐含着导致日后社会分化的胚芽。陶器作为古人标识身份地位的载体，一方面，其重要性是因时因地变化的。玉器、青铜器这些稀缺贵重资源越来越取代了陶器在这方面的功能。不过，完全取代它是个漫长的过程，例如在南方社会里，原始瓷在相当长的时间里就是青铜器的"等价物"。后来的瓷器也有官窑、民窑之分，也有指示社会分层的意味。另一方面，陶器不仅显示社会成员的状况，还随着社会发展，参与了社会的建构，从性别分工到社会等级制度的建立，都可从陶器上不同程度地体现出来。更宏观地看，陶器群的器类构成、形态风格等，与环境有关，也与整个社会的生产力发展水平有关。环境是人类社会存在和发展的基础，也影响约束着人类社会的方方面面，包括陶器群的风格。吉德炜把中国的史前陶器分为东部面向海洋的区域和西部以黄土地区为主的区域。东部的陶器造型上趋高，高挑，有腿、有圈足支撑起来；器足要拼接安装，所以拼装工艺发达；器物讲究外形的变化，形态优美。以仰韶文化为代表的西部，陶器都是囫囵个儿的，没腿没足；讲究外表彩陶的华丽装饰，而不讲究形态。这种差别与环境有关。西部黄土地区总体比较干爽，流行半地穴式的建筑，人们在房子里席地而坐，器皿可直接放在地上，不担心受潮，所以不用支撑起来；东部地区低湿，陶器需架起来使用。这是可以用环境因素直接解释的。

据有关学者对古籍文献记载做的不完全统计，炎帝时代的发明创造有34种之多。正是这些发明创造，使我们的先祖从野蛮过渡到原始农耕文化。炎黄子孙继承这种精神，几千年来，涌现出许多具有开拓创新精神的政治家、军事家、科学家、文学家。我国的造纸术、指南针、火药、印刷术四大发明，在世界历史上写下了光辉的篇章。还有天文学、数学、医药学、冶炼铸铁、纺织机械等也走在当时世界的前列。中华民族是一个有强烈开拓精神的民族，勇于进取、敢于创新是中华民族的传统和优良作风，这种开拓创新精神在当代中国继续发扬光大，各领域、各行业取得了一个又一个辉煌的成就。

第七节｜弧矢宣威

《吴越春秋·勾践阴谋外传》记载，音曰："臣闻弩生于弓，弓生于弹，弹起古之孝子。"越王曰："孝子弹者奈何？"音曰："古者人民朴质，饥食鸟兽，渴饮雾露，死则裹以白茅，投于中野。孝子不忍见父母为禽兽所食，故作弹以守之，绝鸟兽之害。故歌曰'断竹续竹，飞土逐肉'之谓也。于是神农皇帝弦木为弧，剡木为矢，弧矢之利，以威四方……"曲木成弓，即弧；削木成尖，即矢。弧，木弓。剡，削。主要是说炎帝神农用弯曲柔韧之木条，在两端系上弦绳而制成弓弧，又斩削树枝制成箭矢，使用弓矢，可以有威服天下之利。另，《刘子·兵术》亦有记载："太古淳朴，民心无欲。淳浇则争起，而战萌生焉。神农氏弦木为弧，剡木为矢，弧矢之利，以威天下。"神农氏始创弓箭，有效地防止了野兽的袭击，有力地打击了外来部落的侵犯，保卫了部落人民的生命安全和劳动成果。弓箭是神农部落最有力量的冷兵器，也是当时最先进的武器，震慑了其他部落。

我国古代不缺木权，缺的是橡皮条。最早的橡胶是橡胶树、橡胶草等植物的乳胶，加工后制成具有弹性的东西。橡胶树最早生长在南美洲，后来经过移植，东南亚一带才有了橡胶树。我国古代没有橡胶树，自然没有橡胶，然而却有类似"弹弓"这种东西，不得不说这是神农的伟大之处。我国古时的弹弓有两种不同的形状。一种与射箭的弓差不多。汉代刘向《说苑》载"弹之状如弓，而以竹为弦"，《说文解字》言"弹，行丸也，从弓单声"，可知古代弹弓与弓箭的区别只在于弹弓以弹丸代替箭镞作矢。另一种与今天的弹弓相近，是树权形的。甲骨文"单"字为弹弓的象形字，故弹弓也有树权形状的。如今的弹弓大多是树权形，弓箭形的已经基本消失不见了。弹弓最早起源于平民，而后使用阶层逐渐扩大。弹弓最初的用途也仅仅是射生，发展到唐宋时期，弹弓的使用范围已经扩大到军事、娱乐、赌博、驱鬼等方面。《唐六典》中记载："捉捕持更者，晨夜有行人必问，不应，则弹弓而向之；复不应，则旁射；又不应，则射之。"唐代实行宵禁，巡防者在夜间看到行人一定会问询，若不答应，则举弹弓相向；若再问仍不答应，则用弹弓往其旁边弹射；若三问还不答应，则向其本身弹射。可见守夜时弹弓的使用有明确步骤，具有阶段性，这也体现了巡逻的人性化。使用弹弓成为当时巡防者的一种必备技能，弹弓在巡夜时起到防御、警告的作用。五代后梁时亦有用弹丸来起警醒作用的，只是警醒的对象有些不同。吴越国国君钱镠十分勤勉，在军中毫不懈怠，不仅自己睡圆形警枕以防止睡眠时间过长，更用弹丸来警示值更的人，使其不睡着以注意防盗防敌。

弹弓设备中的弹丸从唐代的战争开始被人们挖掘出了一种军事保密、传递情报的功能，即在弹丸中塞入密信以传递信息。弹丸最早作为军事情报的载体被记载是在颜真卿时，方法是把书信揉成小团缝在蜡制弹丸内，以隐秘的方式传递至灵武。德宗时也有使用弹丸秘密上书的，陈少游与盐铁使包佶发生内讧，陈少游夺得包佶钱帛，于是包佶用弹丸包密信向皇帝告状。这种用蜡弹丸通信的行为还被用于科举当中，"郑颢都尉第一榜，托崔雍员外为榜……至榜除日，颢待榜不至……日势既暮，寿儿且寄院中止宿。颢亦怀疑，因命搜寿儿怀袖，一无所得，颢不得已，遂躬自操瓢，夜艾，寿儿以一蜡弹丸进颢，即榜也。"郑颢知贡举，但委托崔雍替他造榜，这种秘密的委托关系最终亦是通过侍从以弹丸传信的方式来实现的。唐代人用他们智慧的成果保证了情报的安全。可见由于弹弓越来越受到人们的重视，弹丸也在人们的生活中发挥了越来越重要的作用。

射生是弹弓出现时最原始的用途，也是后来人们在生活中承袭下来最频繁的使用途径。射生最常见的对象是鸟类。北魏时李元忠"尝从文襄入谒魏

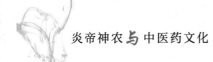
帝，有枭鸣殿上，文襄命元忠弹之，问得几丸而落，对曰：'一丸奉至尊威灵，一丸承大将军意气，两丸足矣。'如其言，而落之。"南朝宋时有载"秦氏家有游遨荡子，工用唯阳强，苏合弹。左手持强弹两丸，出入乌东西。一丸即发中乌身，乌死魂魄飞扬上天"。弹弓一发弹丸，即让乌鸦一命呜呼。南齐时还有一弹射技巧超高之人，"荣祖善弹，登西楼，见翔鹄云中，谓左右当生取之。于是弹其两翅，毛脱尽，坠地无伤。养毛生后飞去，其妙如此"。荣祖能够在弹射时精准地选择，只弹掉羽毛而使鸟儿不受伤害，那么直接击毙鸟类更是不在话下。

唐代几位著名诗人都曾在诗中描述弹弓射生的情景，李白写道"胡雁鸣……畏逢矰缴惊相呼，闻弦虚坠良可吁。君更弹射何为乎"；杜甫写道"鸟呼藏其身，有似惧弹射"；元稹写道"珠丸弹射死不去，意在护巢兼护儿"。这些诗人不约而同描绘的情景，一定是当时人们生活中所常见的了。

唐代还有记载用弹弓弹射鸭子的，以陆龟蒙及其下属为代表，"陆龟蒙居笠泽，有内养自长安使杭州，舟出舍下，弹其一绿头鸭"。鸭子的行动速度不比天上飞的鸟类，用弹弓击毙的难度也就没有那么大了。民以食为天，射生过后人们就把猎物用来饱腹了，"异物志曰鸟大如雄鸡，色赤或黑，而能鸣，弹射取之，其肉香美中作炙"。宋代亦有许多好用弹弓射生的场景，不乏毫无目标随意射的，如"每饮酒后好张弩挟弹乱射，飞禽翔集往来者，无不被害""左佩弓剑，手执弹弓……飞鸟过则以丸击之"等。除了鸟类，射生的对象还有其他动物，比如蛇。《太平广记》有载"有二大蛇东西以首相向，为从者辈遥掷弹丸以警之，于时一人掷中东蛇之脑，蜿蜒然堕于墙下，挺然不动。使人视之，己卒矣"。

随着生活水平的提高，人们越来越追求享乐，用弹弓弹射逐渐演变成一种娱乐游戏。《北史》载李元忠"性甚工弹，弹桐叶常出一孔，掷枣栗而弹之，十中七八"，他使用弹弓技法高超，平时以弹射各种植物为乐，也作为练习弹射的方法。唐代时，骆宾王写道"侠客珠弹垂杨道，倡妇银钩采桑路"，侠客在路上用珠作弹，好不快活。宫廷里，薛少保画鹤，韩公武则能够准确地用弹弓射中画中鹤的眼睛，这既是一种娱乐，也是高超技术的展现。唐玄宗时，王供之子王准爱好弹弓，"一旦，准尽率其徒，过附马王瑶宏第，瑶望尘趋拜。准挟弹命中于瑶巾冠之上，因折其玉簪，以为取笑乐"，虽然打折了他人的玉簪，但王准仍然把这看作一种娱乐方式。

弹弓弹丸也出现在百戏当中。百戏项目众多，"飞弹丸"列于其中，即"飞弹则置丸于地，反张其弓，飞丸以射之也"，走开后背朝击发目标，向后张弹弓发弹击之，这作为一种表演，虽不测瞄，无有不中。《宋史》也有记载类似的活动，名为"打弹丸"。

唐代还有人用弹弓作字，"张芬，曾为韦南康亲随行军，曲艺过人，力举七尺碑，定双轮水碳，常于福感寺超鞠，高及半塔，弹弓力五斗……用成弓焉，每涂墙方丈，弹成'天下太平'字，字体端严如人模成焉"，把弹丸打在新涂的泥墙上构成遒劲有力的字体。这说明他打弹弓技术高超，才能把弹丸打到精确的位置组成字形。

宋代石延年被贬后在闲暇时利用弹弓发射的弹力来播种，使种子能够轻易栽入人难以到达的地方，"石曼卿谪海州日，使人拾桃核数人迹不到处，以弹弓种之。不数年，桃花遍山谷中"，也许桃花开遍山谷有点夸张，但这不失为无聊时打发时间的一种娱乐。

由于人们对弹射技巧逐渐熟悉，以弹射为内容的竞赛及赌博也产生了。唐代赌博风气兴盛，如六博、弹棋等都可用来赌博，这种风气弥漫到了弹弓活动中。贞元末年，闻州一僧人灵鉴擅长弹射，一刺史郑篆的部下寅也好弹弓，便常常找灵鉴切磋弹射，并下赌注。两人约定射中树枝者得五千钱，结果是两人都射中，但寅的弹丸反弹回来，灵鉴的弹丸陷入树枝并碎掉，书中并未写明两人赌局的最后结果，但就弹丸的杀伤力而言，应是灵鉴更胜一筹

了。为了遏制泛滥的赌博行为,《唐律疏议》还曾出台禁赌法律,规定"诸博戏赌财物者,各杖一百,举博为例,余戏皆是",此处寅与灵鉴的确以财物进行赌博,但是应属于特殊情况,不在被惩治的范围之内,因为疏议中还补充了一条"弓射既习武艺,虽赌物亦无罪名",弹射与弓射相似,显然也具有"习武艺"的性质了。

第八节 | 绩麻为布

原始人本无衣裳,仅以树叶、兽皮遮身,炎帝神农教民麻桑为布帛后,人们才有了衣裳,这是人类由蒙昧社会向文明社会迈出的重大一步(后来黄帝时代发明养蚕缫丝,使用蚕丝织出的衣裳质量高于麻布衣裳)。《商君书·画策》记载:"神农之世,男耕而食,妇织而衣。"《庄子·盗跖》云:"神农之世……耕而食,织而衣。"《吕氏春秋·爱类》曰:"(神农)……故身亲排,妻亲绩。"《孝经·援神契》说:"神农耕桑得利,究年受福。"《太白阴经·草教图篇》记载:"太古之时,人食鸟兽之肉,衣鸟兽之皮。后代人民众多,鸟善寡少,衣食不足。于是神农教其种植,导其纺绩,以代鸟兽之命。"《路史后纪·禅通纪》则云:"神农……教之麻桑,以为布帛……女当年而不织,则当其寒。"可以说,正是布帛衣服的发明,使人们从遮衣蔽体御寒防病的原始需求逐渐转变,也为后世的文明打开了一扇窗。

众所周知,中国是"丝绸之乡",西汉时期就开启了"丝绸之路"。中国古代的制衣技术就已经十分精湛了。1972年,在湖南长沙马王堆汉墓一号墓出土的素纱禅(单)衣,衣长128cm,通袖长190cm,由上衣和下裳两部分构成，包括交领、右衽（rèn）、直裾。面料为素纱，缘为几何纹绒圈锦。素纱丝缕极细，共用料约 2.6mm²，重仅 49g，是世界上最轻的素纱禅衣和最早的印花织物，可谓"薄如蝉翼""轻若烟雾"，且色彩鲜艳，纹饰绚丽。它代表了西汉初养蚕、缫丝、织造工艺的最高水平。唐代诗人白居易在《缭绫》中写道："应似天台山上明月前，四十五尺瀑布泉，中有文章又奇绝，地铺白烟花簇霜。"读来以为诗中那缥缈如雾般轻盈、晶莹如水般剔透缭绫的描写不过是诗人的艺术夸张，直至闻名于世的马王堆汉墓的发掘，墓中大量丝织品，特别是两件素纱禅衣的出土，证实了诗人的描写并非凭想象夸张而作，而是据实形象化的描写。

战国荀况所著《蚕赋》有云："冬伏而夏游，食桑而吐丝，前乱而后治，夏生而恶暑，喜湿而恶雨。蛹以为母，蛾以为父。三俯三起，事乃大已。夫是之谓蚕理。"1958 年，在浙江吴兴钱山漾新时期遗址发现一批 4700 年前的丝织物，有未炭化而呈黄褐色的绢片，已炭化但仍有韧性的丝带、丝线等，原料是家蚕丝。绢片是平纹组织，丝带以"人"字形纹斜编织而成。钱山漾遗址属于浙江良渚文化，从这些出土的实物来看，良渚人的缫丝和丝织技术已经达到了相当高的水平。1984 年，河南荥阳青台村仰韶文化遗址出土距今 5500 年的丝织残片，是我国北方最早的丝织物实物，证实了早在公元前 3000 年前黄河流域就已出现了丝绸业的雏形。

有许多传统服饰留传至今，如唐装，早见于唐代，也叫作唐制汉服，盛于近代，既可作礼服，又可作常服，男女老少通用。源于民族性和艺术性使看似简单的一袭唐装在今天重新流行，丰富的服饰文化内涵正是唐装的真正魅力所在。今日流行的唐装，一方面秉承了中华民族服饰文化之精髓，另一方面又融入了现代文明的元素，逐渐成为民族文化与精神的形象代言。因此，更准确地说，唐装应称为"华服"。唐装多以丝绸为面料，一般采用缎类织物，即缎纹地类丝织物。唐装图案一般采用清地或半清地的大型或中型

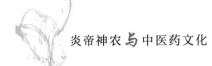

传统纹样，尤其多用清地团花纹样。传统团花纹往往是一种吉祥纹样，如团龙纹、五福捧寿纹等。其特征是：根据人们的爱好或愿望，采用具体的图像，借助比喻、象征等手法表达抽象的概念。有谐其音的，如蝙蝠、鹿、绶带组合成的纹样，表示"福禄寿"；有取其意的，如由鸳鸯与荷花组合成的纹样，喻夫妻恩爱，荷花取其出淤泥而不染，喻清白纯洁。唐装多选用红、蓝、黑、绿、咖啡等颜色，红色、蓝色因吉庆、纯正尤为常用。

唐装的基本式样为立领、对襟式。立领亦称合领，或称竖领，是中国传统服装的典型领型。其成衣状态是领体竖立在领圈之上。领体有高有低，低的一般称中式领或低立领，高的俗称凤仙领。领角圆的和方的皆有，以圆角为多。立领常与对襟相配。襟，即衣服的开启处。《尔雅·释器》："衣眦谓之襟。"后泛指衣服的前幅。其作用有：一，"襟，禁也。交于前，所以禁御风寒也"；二，形成服装的风格，如斜襟式、对襟式、琵琶襟式等。对襟的襟线在人体正面的中线位置，前襟面左右衣对齐，用纽扣或带子系结。在形式上，表现了两个数量、形状、性质、色彩相同因素的关系，使服装的整体轮廓及其上的分割或装饰在人体上形成左右对称的视觉效果。

盘扣是中国服装独特的装饰工艺。我国古代早期用"带"将宽松的衣服束缚。元明以后用"扣"来连接衣襟，盘扣技艺遂日臻完美。盘扣的基本结构由扣、襻、条组成。扣，扣头；襻，扣套；条，襻条、盘条。用盘条盘制成各种花样成为"盘花"，有盘花的盘扣称为"花扣"。"花"的题材多采选具有浓郁民族情趣和吉祥意义者，如模仿动植物的菊花扣、梅花扣、金鱼扣，盘结成文字的吉字扣、寿字扣、喜字扣等。也常见几何图形的，如一字扣、波形扣、三角形扣等。盘花分列两边，有对称的，也有不对称的。所起作用已不再局限于连接衣襟，而成了装饰服装的点睛之笔，然而正是这点睛之笔生动地表现出中国服饰重意韵、重内涵、重主题的装饰趣味。

综上，中华服饰犹如一颗璀璨的明珠，千万年来在浩瀚的历史长河中熠熠生辉，塑造了中国传统文化的鲜明格调。

第九节 | 分时立节

为了促使人们有规律地生活，按季节栽培农作物，炎帝神农还创制了历法，立历日，立星辰，分昼夜，定日月，月为三十日，十一月为冬至。如《礼·稽命征》曰："三皇三正，伏羲建寅，神农建丑，黄帝建子……商建丑，宗神农……按，《礼记疏》云：……建丑之月为地统者，以其物已吐芽，不为天气始动，物又未出，不得为人所施功。唯在地中含养萌芽，故为地统……神农以十月为正，尚赤。"《晋书·律历中》记载："逮乎炎帝，分八节，以始农功。"《物理论》曰："畴昔神农，始治农功，正节气，正寒温，以为早晚之期，故立历日。"《物原·天原》曰："神农始分八节，辨弦望晦朔。""弦望晦朔"是月相名，半月为弦，满月为望，无月为晦，新月为朔。农历月初一必定是朔。

《路史后纪·禅通纪》曰："神农……豫若天命，正气节，审寒暑，以平早晚之期……爰申国禁，春夏所生，不伤不害，谨修地利，以成万物，亡夺人所务，而农得以顺其时……谓乱时不殖，乱气作沴，乃纪上元、调息朔以端启閟，拂君蒿、辟尸隰以逃民害。三朝具于摄提，七曜起于天关，所谓太初历也……"关于"沴"字，旧谓天地四时之气不和，而生灾害。"端"，开端。"閟"，闭，息。"君蒿"，香臭之气散发。郑玄注云："蒿谓香臭也，蒿谓气蒸出貌也。""隰"，低湿地。"三朝"，指正月一日，为岁、月、日之首。"摄提"，星名，属亢宿，共六星。"七曜"，谓日、月、五星。"天关"，

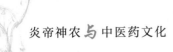

天门，星名，属毕宿，一星。

《书断》曰："上党羊头山，嘉禾八穗，炎帝乃作穗书，用颁时令。"关于"羊头山"的考证，据《山海经》载："神农尝五谷之所，山形像羊头。"明《长子县志》记载："羊头山在县东南五十里，上有石状如羊头……神农井在县东南五十里羊头山。按《玉海》，潞州长子县有神农井，即此……谷关旧在县东南五十里羊头山下。见《魏史》，今废。"宋·罗泌《路史》中记载说："《寰宇》引《山海经》：神农尝五谷之所，上有炎帝庙。盖《郡国志》也。山今在上党，上有神农城，下有神农泉，南带太行，右有散盖，今长子西南五十（里）有神农井出羊头小谷中。"《释名疏正》记载："汉时有羊头山，在长子县东南，是西羌居住地。"北齐·魏收《魏书·地形志》说："羊头山下神农泉，北有谷关，即神农得嘉谷处。"唐·李吉甫《元和郡县志》说："神农城在羊头山上，山下有神农泉，即神农得嘉谷之所。"朱载堉的《羊头山新记》更是详细地叙述了炎帝神农与羊头山的关系及羊头山上与炎帝神农相关的古迹："羊头山在今山西之南境……山高千余丈，磅礴数十里。其巅有石，状若羊头，觑向东南，高阔皆六尺，长八尺余。山以此石得名焉。石之西南一百七十步有庙一所，正殿五间，殿中塑神农及后妃、太子像，皆冠冕若王者之服……属潞安府长子县义丰乡栅村里……西北接连大坪，周四百六十步，上有古城遗址，谓之'神农城'。城内旧有庙，今废。城下六十步有二泉，相去十余步。左泉白，右泉清。泉侧有井，所谓'神农井'也……地名井子坪，有田可种，相传神农得嘉谷于此，始教播种，谓之'五谷畦'焉。"

我国自古以来一直以农业为主，农耕民族自古靠天吃饭，而炎帝总结、创造出来的一套节气历法，无疑使农耕文明的发展有了质的飞跃，也为华夏几千年的文明传承奠定了基石。时至今日，农历二十四节气依然是我国农民计时、农耕的重要依据，发挥着重要作用。

太阳从黄经 0°起，沿黄经每运行 15°所经历的时日称为"一个节气"。每年运行 360°，共经历 24 个节气，每月 2 个。其中，每月第一个节气为"节气"，即：立春、惊蛰、清明、立夏、芒种、小暑、立秋、白露、寒露、立冬、大雪和小寒；每月的第二个节气为"中气"，即：雨水、春分、谷雨、小满、夏至、大暑、处暑、秋分、霜降、小雪、冬至和大寒。

立春：立是开始的意思，立春就是春季的开始。雨水：降雨开始，雨量渐增。惊蛰：蛰是藏的意思，惊蛰指春雷乍动，惊醒了蛰伏在土中冬眠的动物。春分：分是平分的意思，春分表示昼夜平分。清明：天气晴朗，草木繁茂。谷雨：雨生百谷，雨量充足而及时，谷类作物能茁壮成长。立夏：夏季的开始。小满：麦类等夏熟作物籽粒开始饱满。芒种：麦类等有芒作物成熟。夏至：炎热的夏天来临。小暑：暑是炎热的意思，小暑就是气候开始炎热。大暑：一年中最热的时候。立秋：秋季的开始。处暑：处是终止、躲藏的意思，处暑表示炎热的暑天结束。白露：天气转凉，露凝而白。秋分：昼夜平分。寒露：露水以寒，将要结冰。霜降：天气渐冷，开始有霜。立冬：冬季的开始。小雪：开始下雪。大雪：降雪量增多，地面可能积雪。冬至：寒冷的冬天来临。小寒：气候开始寒冷。大寒：一年中最冷的时候。"节气"和"中气"交替出现，各历时 15 天，现在人们已经把"节气"和"中气"统称为"节气"。二十四节气反映了太阳的周年视运动，所以节气在现行的公历中日期基本固定，上半年在 6 日、21 日，下半年在 8 日、23 日，前后不差 1~2 天。

二十四节气与季节、温度、降水及物候有密切的联系，对人们的生产和生活有广泛的影响，无论是文人还是民间百姓，多有通过诗词歌赋来反映 24 个节气的变化和习俗的，这也从另一个侧面说明二十四节气在中国文化史上的重要地位和不可替代的作用。为便于记忆和传诵，人们还把 24 个节气编成歌谣在民间传唱："春雨惊春清谷天，夏满芒夏暑相连；秋处露秋寒霜

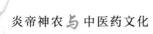

降，冬雪雪冬大小寒。上半年是六廿一，下半年来八廿三；每月两节日期定，最多相差一二天。"

总之，二十四节气作为华夏民族祖先独创的科技成果，历久弥新，其对中国人衣、食、住、行和精神生活的影响将会持久不断，其蕴藏的深厚文化内涵将成为中国人民享之不尽的宝贵精神财富。

第十节│度地经土

古人很早已开始了地图测绘活动，中华人文始祖之一的炎帝神农已测绘境内山川，如《春秋·命历序》曰："有神人驾六龙出地，辅号皇神农。始立地形，甄度四海，远近山川林薮所至，东西九十万里，南北八十三万里。"《春秋·元命包》曰："神农世，怪义生自阜，图地形脉道。"《广雅·释地》曰："神农度四海内，东西九十万里，南北八十一万里。"《帝王世纪》曰："自天地设辟，未有经界之制，三皇尚矣。诸子称神农之王天下也，地东西九十万里，南北八十五万里。"《通鉴地理通释·神农九州》记载："《周礼疏》云：自神农已上有大九州：柱州、迎州、神州之等。"《路史后纪·禅通纪》中更有详细记录："神农……命白阜度地脉水道。斮木方竹，杭潢洋而有亡达。遂甄四海，纪地形，远山川林薮所至，而正其制。于是辨方正位，经土分域。处贤以便势，于以相用而寄其戚。近国地广而远弥小。负海之邦，率三在地。国土相望，鸡狗之声相闻。以大用小，由中下外，犹运指建瓴，而王者以家焉。乃课工定地，为之城池以守之。后岁省方，观民设教，月省时考，终岁献功。以时尝谷，祀于明堂。"《物原·名原》言："神农始定岳渎及诸地名……神农始制土石草木之名。"《物原·地原》亦言："神农始置里数。"《艺文类聚·地》："神农书曰：湛浊为地。"

之后，另一中华人文始祖黄帝也绘制全国地图，进行全国测量，并且"作宝鼎三象天地人"。此后的尧、舜、禹也进行过全国性的疆域测绘。

历史上，曾出现过不少"全国地图"，历朝历代不同时期还有不同的版本。但有三张地图影响最大：一是《九鼎之图》，这是传说中的第一张全国地图，"大中国"概念诞生；二是《秦地图》，这是第一张真正意义的全国地图，"大中国"的版图形成；三是《十道图》，这是中国历史上第一张全国性测绘地图，"大中国"疆域走向精准。

据《史记·夏本纪》记载，禹在位时曾"行山表木，定高山大川"，又"陆行乘车，水行乘船，泥行乘橇，山行乘檋。左准绳，右规矩，以开九州，通九道，陂九泽，度九山"。这里虽然是说禹治水的经过，但也透露出禹曾进行全国地图测绘，"准绳"和"规矩"都是古人早期进行地理测绘的必备工具。传说禹在涂山（今安徽境内）大会诸侯后，为纪念这次盛会，他将各方诸侯、方伯所献的"金"（青铜）铸成九个鼎，把全国地图刻到鼎上，上刻有地方属国名，有各地山川和各种神奇灵怪，这就是《九鼎之图》的来历。九鼎乃夏王朝的镇国之宝，历商周，至秦而鼎亡。据说，"鼎沦没于泗水彭城下"。彭城即今江苏徐州，九鼎是怎么丢的，去哪了，至今仍是历史谜团。鼎没有了，但附本《九鼎之图》还在，而且对中国后世全国地图的绘制影响十分深远，历朝历代的都没有突破"九州"的概念。《九鼎之图》又称《山海图》，其文便是现今尚存的《山海经》。绘图界认为，《山海经》应该是先秦地图科学测绘的一项重要成果。

秦始皇灭六国、统一九州后，一张真正意义上的"中国地图"出现，"大中国"版图从此形成，这就是《秦地图》。在秦始皇统一六国前，秦国已有较高的地图绘制水平。1986 年，在甘肃天水北道区党川乡一号秦墓考

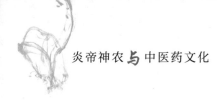
古中，发现了一套秦国地图。这套地图共 7 种，绘制在 4 块木板的两面，统称为放马滩秦墓地图。其中地形图 3 幅，绘有山脉、河流、沟溪、关隘、道路、界域等，并标出各处地名。行政区域图 2 幅、物产区域图和森林分布图各 1 幅，各地之间里程都标示了出来，显示了秦国较高的地图制作水平。所以，秦始皇刚统一中国后，便着手编制《秦地图》。同样遗憾的是，这张地图最后也未能保存下来。在汉高祖刘邦攻进秦都咸阳后，这张《秦地图》及秦律令、图书典籍等都被萧何拿走了。当时，为收藏所缴获的《秦地图》及一批秦国档案文件，萧何专门建了一座"档案馆"，史称"石渠阁"。按理说，如此珍贵的地图档案放在这种地方是很安全的，但到了西汉亡国时，却被王莽建立的新朝所毁。《秦地图》对后世全国地图的绘制产生了很大的影响，汉代及其以后历代中国疆域都是在《秦地图》版图上变化出来的。西汉时的全国地图叫《舆地图》。汉武帝时，在秦朝疆域版图基础上，汉武帝向西南、西北、东北三个方向开拓，打通了"河西走廊"，有了"丝绸之路"：西部疆界到达巴尔喀什湖。据测算，此时的中国疆域首次超过 1 000 万平方公里。

在唐代之前，事实上还没有哪一张中国地图是全国范围内实际测量出来的，其精准度多少要打些折扣。到了唐朝，这种情况发生了改变——中国历史上第一张全国性测绘地图《十道图》的出版，成为中国地图全国性基本地图测绘的开端，其水平在当时是世界第一，标志"大中国"疆域开始走向精准。在图上，中国疆域首次突破了 1 200 万平方公里。唐朝规定，每五年须向职方报送地图，进而编制全国《十道图》。所谓"十道"，就是自然界线，唐太宗贞观元年将全国划分为十大区域，唐玄宗主政后增至十五道。唐朝全国地图《十道图》，就是在这一背景下绘制出来的，它是依各州定期报送的地图进行绘编，作为中央政府实施各种政令的依据。《十道图》有 3 种版本，均为多卷本。据《新唐书·艺文志》记载，有十三卷本《长安四年十道图》、十卷本《开元三年十道图》和李吉甫十卷本《十道图》。前两种版本的《十道图》大体有山川、户口、赋税、行政区域界线、州县总数、文武官员数字、薪俸、各州郡疆域等，但均已失传，甚至连绘制者都无从查考。与《秦地图》一样，唐朝《十道图》对中国的影响亦很大。宋太宗时全国地图《淳化天下图》，就是参照唐朝旧图绘制的，此后北宋先后出现了《九域图》《十八路图》等多张全国地图。

到明朝时，中国传统测绘水平达到最高峰，罗洪先绘制的《广舆图》将中国地图传统绘制水平推到了新境界，明朝所绘的《中华大地图》原件目前仍存于世。明朝后期，西方测绘技术传入中国。清朝康熙年间绘制出的"大中华地图"——《皇舆全览图》，便使用经纬度和三角测量手段，这是中国有史以来最好、最精确的一张全国地图。在这张地图上，中国疆域超过1 300万平方公里。

1949年中华人民共和国成立以后，中国政府非常重视测绘和地图事业的发展，全国地形图的测绘与编制，各种类型的普通地图、专题地图与地图集等编制与出版，遥感制图、计算机制图、多媒体电子地图、移动通信地图与互联网地图等方面取得巨大成就，满足了国家经济建设、社会发展、国防军事与科研教育等各方面的需要。经过70多年的迅速发展，中国地图与地图学继承和发扬了中国古代与近代地图制图的优良传统，借鉴了先进的地图学理论、方法和技术，不断开拓创新，已实现从传统手工测绘与制图到全数字化、自动化的根本变革。目前国内地图学界学术思想比较活跃，对大数据时代的地图学、自适应地图、虚拟地图、智慧地图、隐喻地图、实景地图、全息地图、时空动态地图等地图新概念、新理论进行了不少探讨。相信经过一个时期的实践和探讨，大数据、互联网和人工智能时代新的地图学理论体系一定会建立起来，虚拟地图学、自适应地图学、智慧地图学、全息地图学、互联网地图学等也许会成为地图学的新分支。

第十一节│明堂吉礼

《淮南子·主术训》曰:"昔者神农之治天下也……月省时考,终岁献功。以时尝谷,祀于明堂。明堂之制,有盖而无四方,风雨不能袭,寒暑不能伤。迁延而入之,养民以公。"意思是说过去神农治理天下,按月检查,每季考察,到年底向祖宗神灵汇报丰收成功的喜讯,按季节尝吃新谷,在明堂祭祀祖宗神灵。明堂的建制式样,有天穹一样的圆形顶盖而无四面墙壁,但风雨却不能侵袭,寒暑也不能伤害。每当祭祀祖宗神灵时,怀着公心养育民众的神农率领随从胸襟坦荡、步履从容地进入明堂。其他著作中亦有记载,如《明堂大道录·明堂总论》曰:"明堂为天子大庙。禘祭、宗祀、朝觐、耕籍、养老、尊贤、飨射、献俘、治御名、望气、告朔、行政皆行于其中,故为大教之宫……权贵于伏牺之易,初始于神农之制。自黄帝、尧、舜、夏、商、周皆遵而行之。"《明堂大道录·神农明堂》曰:"伏羲作八卦,神农法之。立明堂,赞赞育。又《本经》曰:昔者神农之治天下也,岁终献功,以时尝谷,祀于明堂。高诱注云:谷,新谷也,荐之明堂尝之也。"《明堂大道录·明堂象魏》言:"明堂始于神农,当大道之行。遵于夏商周,为三代之英。春秋之时,明堂之书犹在。故云'丘未之逮也,而有志焉'。"《大戴礼记·盛德》云:"明堂之作,其代未得而详也。按《淮南子》言,神农之世,祀于明堂。明堂有盖,(无)四方。"《物原·礼原》说:"神农始创谋、蜡。神农始大享五天之帝于明堂。伏羲始祭天于郊,神农加明堂祀。"《礼记·郊特性》记载:"天子大蜡八。伊耆氏始为蜡。蜡也者,索也。岁十二月,合聚万物而索飨之也。蜡之祭也,主先啬而祭司啬也。祭百种,以报啬也。"《通典·大蜡》云:"蜡之义,自伊耆之代而有其礼。古之君子，使之必报之，是报田之祭也。"《通典·礼》言："神农播种，始诸饮食，致敬鬼神。褚为田祭，可为吉礼。"《考古原始》曰："作蜡祭，有祝词。蜡祭始此，祝辞亦始此。"《古今事物考·礼义》："祝文。《记》云，伊耆氏始为八蜡，乃有祝文。其文曰：'土反其宅，水归其壑，昆虫毋作，草木归其泽。'是也。"

关于"明堂"，据《大戴礼·明堂》曰："明堂者，古有之也，凡九室，一室而有四户八牖，三十六户，七十二牖。以茅盖屋，上圆下方。明堂者，所以明诸侯尊卑。"《小戴礼记·月令》兼记"月"与"令"，"月"乃天文，"令"乃政事。古者，王承天以治人，必居明堂以施政。故此《月令》篇亦曰"明堂月令""王居明堂礼"。《月令》所言孟春之天子居青阳左个、仲春之月天子居青阳大庙、季夏之天子居明堂右个等，皆言一年之中不同季节天子于明堂举行朝会诸侯、祭祀、敕封等事。《小戴礼》另有《明堂位》一篇，记载明堂之样式和礼仪。

《明堂位》曰："明堂也者，明诸侯之尊卑也……武王崩成王年幼，周公践天子之位以治天下。六年朝诸侯于明堂。制礼作乐颁度量，而天下大服。""明堂"，不仅是中国礼制史上最为独特的建筑，更是中国学术史上的著名难题，凡论及古代政治、制度、礼仪、祭祀、政令，乃至教育、养老等，均实难以绕开之。"布政之宫，在国之阳。"明堂之设，起源甚古。从先秦开始，关于明堂的文献记载就不胜详著。然先秦典籍仅载其名，而其具体制度多语焉不详、难以考证。再经秦火之乱，经典之亡佚，及至汉兴以来，诸儒聚讼纷纭，莫衷一是。以至于汉武帝时，欲修明堂而无典可查之局面。虽时有济南人曰公玉带者上所谓黄帝时图，武帝并因之建汶上明堂，但其真伪已实难考征。大体言之，盖明堂似为周人追享文王之庙。《孝经圣治章》："昔者周公郊祀后稷以配天，宗祀文王于明堂以配上帝。"注曰："明堂，文王之庙，夏后氏曰世室，殷人曰重屋，周人曰明堂，周公所以祀文王

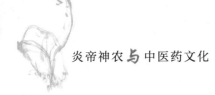

于明堂，以昭示上帝。"另，根据郑玄注之说，明堂功能不一，大抵为周王祭祀、朝见诸侯、宣明政教之处："明堂，居国之南，南是明阳之地，故曰明堂。明堂者，上园下方，八牖四闼。"又，"明堂，明政教之堂。"又，"明堂，祖庙。"要之，明堂是周人最隆重的建筑物，用作朝会诸侯、发布政令、秋季大享祭天，并配祀祖宗。

《孟子·梁惠王下》："夫明堂者，王者之堂也。欲行王政则勿毁之矣。"征诸文献，明堂之营建其位置始终选择在都城，即"国之中"，甚至在都城的中心，即"宫之中"，这是无疑的。但与之同时，明堂制度也是失传最久远、争议最激烈的。秦蕙田《五礼通考》云："后儒虽能辨之，而说犹难定。"清儒阮元在《揅经室集》亦感慨道："自汉以来，儒者唯蔡邕、卢植，实指异名同地之制，尚昧上古、中古之分。之儒者执其一端以蔽众说，分合无定，制度鲜通。盖未能融合经传，参验古今，两千年来，遂成绝学。"诚如王国维先生所概括之言："古制之聚讼不决者，未有如明堂之甚者也。"（王国维《明堂寝庙通考》）近代大儒马一浮先生在《释明堂》中虽然也没能说明明堂的真实原委，但指出了明堂之于古人的极端重要性："明堂是圣人根本大法，即德教之根本大义，一切礼制，无不统摄于此。"

从历史上来看，新莽之时，令刘歆等人考证设计出一个包括明堂在内的大型礼制建筑群，建于长安南郊，其遗址今已发掘。据考定，新莽明堂之制，基本符合《礼记》所述。武周时期于垂拱三（四）年在东都洛阳建筑了中国历史上最大的明堂，据《资治通鉴·唐纪》所载，此明堂共三层，底层为四方形，四面各施一色，分别代表春、夏、秋、冬四季。中层十二面效法一天 12 个时辰。顶层为圆形，四周环绕九龙雕塑。中间有周长 15m 左右的巨型木柱，上下通贯，史上体量最大之木构建筑。其"凡高二百九十四尺，东西南北各三百尺。"为当时洛阳城最为宏伟之建筑，曰"万象神宫"。唐玄宗开元二十七年因其违背礼制，改名为"乾元殿"。其遗址在今洛阳市唐宫路、中州路与定鼎路交汇处。

迄今为止，发现并考古发掘的明堂遗址有 4 处，分别为北魏平城明堂遗址、汉长安明堂、汉魏洛阳明堂和唐东都洛阳明堂。北京天坛祈年殿则是古代明堂式建筑遗存至今者仅有之一例。

而关于"吉礼"，即祭祀之礼，是祭祀天神、地祇、人鬼等的礼仪活动，是古代五礼之一，且为五礼之冠。如郊天、大雩、大享明堂、祭日月、大蜡、祭社稷、祭山川、籍田、先蚕、祭天子宗庙、袷禘、功臣配享、上陵、释奠、祀先代帝王、祀孔子、巡狩封禅、祭高禖等。历代兴革不一，但极为统治阶级所重视。《周礼·春官·大宗伯》："大宗伯之职，掌建邦之天神、人鬼、地祇之礼，以佐王建保邦国，以吉礼事邦国之鬼神祇。以禋祀昊天上帝，以实柴祀日月星辰……以血祭祭社稷五祀五岳，以狸沉祭山林川泽……以祠春享先生，以尝秋享先王，以烝冬享先王。"《通典·礼六六》："大唐开元年之制五礼，其仪百五十有二。一曰吉礼，其仪五十有五：一，冬至祀昊天于圆丘；二，正月上辛祈谷于圆丘；三，孟夏雩祀于圆丘；四，季秋大享于明堂；五，立春祀青帝于东郊……五十五，王公以下拜扫、寒食拜扫。"主要内容有：①祀天神：祀昊天上帝；祀日月星辰；祀司中、司命、雨师。祀天神时，只能由天子来祭祀，受祀的天神不仅多，而且有尊卑之别。第一等为昊天上帝，天子选择在冬至这天，在祭天之坛祀昊天上帝；第二等为祀日月星辰；第三等祀除第二等之外，凡是职所有司、有功于民的列星，如司中、司命、风师、雨师等。此外，还有祈谷于天的雩祭。雩祭分为常雩和因旱而雩两种。祀天神的各种仪式与祭祀用品都经过精心设计，一名一物，无不含着深意和敬意。在祭天仪式中，通过虔诚地祈福，希望风调雨顺、五谷丰登、国泰民安。②祭地祇：祭社稷、五帝、五岳；祭山林川泽；祭四方百物，即诸小神。远古时已有对土地的崇拜，大地生长五谷，养育万物，犹如慈爱的母亲，因此，古代有"父天而母地"的说法。祭地祇时，也依照尊卑分为三等。第一等为社稷、五祀、五岳，社为土地，稷为百谷之主，五祀在此为五行之神，五岳为东岳泰山、南岳衡山、西岳华山、北岳恒山、中岳嵩山；第二等为山林、川泽，对象包括社稷、城隍、四方山川、五祀、六宗等，主要祭祀四方的大河、大山；第三等是四方百物，所谓四方百物，指的是掌管四方百物的各种小神，包括户、灶、溜、门、行等五祀。《礼记·月令》说，春祀户，夏祀灶，中央祀中霤，秋祀门，冬祀行。此五者与人们的生活密切相关，厚于民生，故要祭五者之神。③祭人鬼：祭先王、先祖；禘祭先王、先祖；春祠、秋尝、享祭先王、先祖。祭祀人鬼，主要是对祖先的祭祀。祭必于庙，《礼记·王制》记载："天子七庙，三昭三穆，与太祖之庙合而为七。诸侯五庙，二昭二穆，与太祖之庙合而为五。大夫三庙，一昭一穆，与太祖之庙合而为三。士一庙。庶人祭于寝。"关于先圣先师的祭祀，中国古代重视礼教，对于在伦理教化上有突出表现者，即所谓"礼乐读书"之官，国家将其纳入祭奠"先圣先师"的祀典。最初的祭奠没有特定的对象，至汉代，周公定为先圣，孔子定为先师。到唐太宗时期，从国学角度出发，尊孔子为先圣。此后，孔子在国学祭祀中的独尊地位再也没有变化。配享先师的人，后来渐渐增加到四配、十哲。四配为颜回、曾参、子思、孟轲，十哲指颜回、闵子骞、冉伯牛、仲弓、宰予、子贡、冉有、季里、子游、子夏（后来颜回升为配享后，升颛孙师为十哲之一）。他们都是孔门弟子中非常优秀的人。到清代，增加有若和朱熹为十二哲。此外，在孔庙中还有一些受祭者，他们的级别低于四配、十二哲，被称为先贤（仍是孔门弟子）、先儒（历代儒家杰出学者）。祭祀这些先圣先师的地点在学宫孔庙，每年春秋行祭祀大礼。

现在，国家将清明节定为法定节日，体现了党和政府尊重民族传统文化、顺应民意的执政理念。中国现在的祭祀活动已经与古代产生了很大的变化，主要表现在：由最先对天地神灵的敬畏，演化成对先祖的缅怀与纪念；

由一种纯粹的宗教仪式，变化为维系民族精神的纽带与促进人们和谐相处的重要因素。祭祀活动内涵的演变，体现了文明进步的时代要求，可以在发扬优秀传统文化的旗帜下，为建设和谐社会发挥积极而重要的作用。

第十二节｜相土安居

《淮南子·修务训》曰："于是神农乃始教民播种五谷，相土地宜，燥湿肥硗高下，尝百草之滋味，水泉之甘苦，令民知所辟就。"意思是说，神农开始教人们播种五谷，并根据土地的干燥湿润、肥沃与否、高下等具体情况进行栽培。他曾经亲自尝百草的味道和泉水的甘苦，使人们知道什么是应该躲避的，什么是可用的。《易纬乾坤凿度·乾凿度》亦有记载："太初而后有太始，太始而后有太素。息孙而后传授天老氏，而后传授于混沌氏，而后授天英氏，而后传无怀氏，而后传授中孙炎帝神农氏。中圣古法淳物，元造不足，益之器用、农谷、衣。高以饰乘，卑以饰足。"《路史后纪·禅通纪》曰："神农相土停居，令人知所趋避。乃命赤冀创抹铁为杵臼，作粗耨钱镈；梠鬵井灶，以济万民。"赤冀，据说是神农的臣子，一作"赤制"。《吕氏春秋·勿躬》说："赤冀作臼。"注："赤冀……一作赤制，炎帝之臣，与摄提、诸稽、元嚣皆十二支神。"类似记载还见于其他著作，如《物原·天原》说："神农始察土宜，辨水性，以定民居。"《物原·室原》曰："有巢始为巢穴，燧人作台，伏羲始制屋庐，神农加以户庭堂、仓廪、库窖……神农作户牖。"《物原·器原》："燧人作火，神农因制陶冶。神农作油。神农作杵臼。神农作斧。神农作床、席、荐、枕、被。神农作厨。神农作瓶

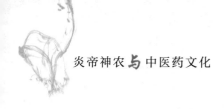
瓮。"《茶经·六之饮》曰:"茶之为饮,发乎神农氏。"《物原·事原》曰:"神农始别五木以改火。清明禁烟,神农改火遗制也。"

《拾遗记》曰:"燃山土石,皆自光彻,扣之则碎,状如粟,一粒辉映一堂。昔炎帝始变生食。用此火也。"燃山上产出一种石头,它的土石都可以发出明亮的光,敲击就碎,形状就像小米一样,一个小颗粒就可以照亮一间屋子。早年炎帝改变人们吃生食的状况,就是用的这种火。据考证,这种石头实际就是煤炭,是古人在火的发现和使用过程中,逐步发现和认识的。一些埋藏较浅的露头煤,接触空气后发生氧化反应,释放出一定的热量。这种热量越聚越多,一旦达到煤的燃点就会自行燃烧,这就是煤的自燃现象。远古时期,在煤炭埋藏较浅且有自燃现象的地方,火种是很容易被发现并加以利用的。经过漫长的用火实践和不断探索,古人发现了煤火较钻木取火更为直接和方便,且火力大、耐燃、火种易于保留和控制,就开始利用煤火这一奇特的自然现象为自己服务。

目前关于人类最早燃烧煤炭的实证,位于新疆天山伊犁河峡谷中的尼勒克县恰勒格尔村的吉仁台沟口遗址,是人类最早用煤炭作燃料冶炼金属的考古发现。从 2015 年起,考古人员对该遗址先后进行了 3 次考古发掘。遗址中,发现了大量的煤炭、煤坑、煤灰、煤渣、未燃尽的煤块、煤矸石等遗存,以及煤的堆放点,还有做饭取暖用的灶址和灰坑,同时还发现了风管、铜矿石、炉渣、炼渣、铜镜、铜锥,以及铸造青铜器具的陶范等,这些发现显示,使用煤炭资源作为燃料这一行为几乎贯穿了整个遗址的始终,这表明距今约 3600 年吉仁台沟口人群已充分认识了煤的特性,并将其广泛应用于生产生活的各个领域。吉仁台沟口遗址考古发掘,不但证实了人类第一缕煤火在天山脚下燃起,还将人类使用煤炭冶炼金属的历史至少上推千年。这种新能源的发现和利用,在人类能源利用史上无疑具有里程碑式的意义,是具有世界性意义的重大考古发现。关于先秦时期中原地区用煤作为燃料冶炼青铜的考古发掘，目前成果颇丰。1961 年，河北文物工作队对位于今河北易县东南高陌村一带的战国燕下都遗址进行了详细勘察和发掘，发现一处铸钱作坊，其出土遗物中，除炼铜渣、残刀币、币范外，还发现有"焦渣"，这说明在 2000 多年以前的战国时期，燕国都城就已使用煤冶炼铜铸器了。在河南中原地区，目前已发现 7 处龙山文化遗址中有铜器，其中在临汝煤山遗址出土的坩埚残片内壁遗留 0.1cm 的铜液 6 层，说明经过多次熔铜，应是比较先进的坩埚。在安徽的铜陵、南陵等地，均发现有用煤炼铜的遗迹。

而位于辽宁省沈阳市北陵附近的新乐遗址，是中国乃至全世界迄今发现的、人类最早用煤的历史见证。1978 年 5 月—1988 年，沈阳市文物管理办公室对该遗址先后进行了 3 次发掘，出土了大量珍贵文物。在众多的出土文物中，一批制作精美的煤精制品尤为引人注目，其中有煤精泡形器、球形器、盔形器、耳珰形器等共 128 件，此外还出土了煤精坯料和煤块共 287 件，有的可见明显的切割加工痕迹。煤精，是一种可燃有机岩，也是煤的一个特殊品种，产于含煤地层中，数量极少。中国社会科学院考古研究所对遗址出土的煤炭进行了 ^{14}C 测定，其绝对年龄距今为 6800 ~ 7200 年。这不仅把中国用煤的历史比文献记载推前了 5000 年，而且拉开了人类煤精雕刻工艺的序幕。新乐遗址中所用煤，经辽宁省煤田地质勘探公司科学技术研究所取样化验、研究分析，确认为来源于抚顺煤田西部本层煤。这说明抚顺煤田至迟在新石器时代就已经被发现和利用，进而表明我国已有六七千年以上悠久的用煤史。据有些学者推断，新乐遗址发掘出的几个房址面积不大，房内有火膛，加之煤精的可燃性极高，因此煤精接触火源的机会比较多，极有可能人们不小心把煤精下脚料遗落于火膛中，进而发现了煤的可燃性。只不过当时的木材资源十分丰富，且极易获取，在采挖煤炭极其原始的社会和技术条件下，人们用煤炭作燃料仅仅是极为偶然的个别现象。

神农之前，人类尚处于采集狩猎经济的时代，人们吃飞禽走兽、野果蔬

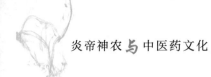
菜。后来人口逐渐增加，食物不足，迫切需要开辟新的食物来源。神农制耒耜，教民播种五谷，人们以五谷为食，选址定居，这才产生了农耕文化和农业文明。农耕文化的产生和发展是人类历史上一次划时代的伟大变革，也是动植物发展史上一件极为重大的事件。从此，人类实现了由攫取经济向生产经济的重大转变，开始通过自己的劳动来增殖天然产品，改变了整个社会的经济面貌，从而结束了采集狩猎经济，进入了农耕经济的时代。动植物也在人类的干预之下，改变了自生自灭的状态，开始向着有利于人类的方向变异和发展，新的种类和品种不断涌现，广泛地为人类所利用。人类生产劳动的结果，不仅改变了人类的外部世界，也改变了人类自身，使人类自身的素质不断提高，文明程度不断进步。

农耕取代采集，要求有相应的条件。只有在具备相应的条件下，农耕才能成为可能。这些条件主要有生产工具、居住条件、储藏条件等。这种对农耕条件的需求，推动了农业生产工具的创新、居所条件的改善和储藏器皿的发明。炎帝神农在发明农耕的同时，也创造和改善了相应的农耕生产条件。一是首创耒耜等农耕生产工具。从采集狩猎生产转变为农耕生产，两者劳动对象不同，方法不同，使用的工具也不同，后者比前者远为复杂细致。采集狩猎生产只需要简单的收割、打击、射杀（弓箭）等工具。而农耕生产从整地、播种、中耕、施肥、灌溉，到收获、储藏等有一系列的工序，没有相应的工具，生产就无法进行。二是建造定居住所。在神农发明农耕以前，人们靠采集渔猎为生，经常流徙不定，只能"缘水而居"（《列子·汤问》）、"穴居而野处"（《易·系辞》），极不适应农耕生产的要求。种植农作物，需要选择适宜的土地，定居守护和管理。这就需要建造人工居所，摆脱依赖天然洞穴居住的被动局面。所以原始农业和定居生活是密切联系的。农耕文化的发展、耕地的稳定，促进了居所的固定和居住条件的不断改善。人类居所由半地穴、窝棚式的房子，发展为建筑在地面上的以红烧土和白灰土铺垫的房屋，聚族而居，形成原始村落。以后进一步发展为更高级的宫室和市邑。这也是与炎帝神农的贡献分不开的。三是发明陶器，改进储藏器皿。在人类发展史上，人工种植农作物与制陶术的发明是原始社会两项最主要的创造，也是人类由原始的茹毛饮血的蒙蛮时代迈进文明时代的基础。陶器的制造，极大地改善了人类的生活条件和生产条件；熟食改善了人们的营养结构，增强了人们的体质。陶器用作储藏器皿，解决了农业生产周期性强，受季节制约，不能保证食物连续供应的问题；解决了储藏种子，保证下一个周期农业生产得以继续进行的问题，使农业的持续发展成为可能。所以陶器的发明是炎帝神农又一伟大贡献。

总之，炎帝神农发明农耕和建房定居对中华文明的贡献巨大。

其一，为文明社会的诞生打下了物质基础。神农时代，我国的农耕文化已逐步发展起来。根据考古发现，当时驯化栽培的主要农作物有芋、粟、稻、黍、油菜、小麦、大麦、高粱、稷、葫芦、白菜/芥菜、麻、花生、芝麻、甜瓜、蚕豆、莲子、菱角等，从种类上分，已栽培成功了粮食作物、纤维作物和蔬菜作物。驯化饲养的主要动物有猪、狗、羊、牛、马、鸡、驴、鸭、蚕等，除了食用、役用外，还建立了原始的蚕丝业。种植业和饲养业并存，互相促进，推动了社会经济进一步繁荣。从而引起社会政治、经济、文化一系列变化，这些变化主要有：农产品的增加、手工业的进步，社会分工的扩大，脑力劳动和体力劳动的分离、剩余产品的增长，私有制的产生、阶级的分化、文字的创造、文化科学的兴起和国家政权的形成。这些变化，最终导致了文明社会的诞生。可以说没有农耕文化就没有文明社会。

其二，在中华文明特点的形成中发挥了核心作用。根据考古资料，中华文明的起源是多元的，但在中原文明核心的作用下，逐步形成具有一体化结构和整体统一性的特点，这种特点具有极强的生命力和民族凝聚力，是中华文明的一大优点。世界几大文明，只有中华文明历数千年没有中断，而且一

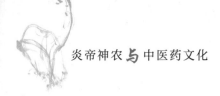

直绵延到现代。炎帝神农部落从渭水中游迁徙到中原地区及长江中游地区，把先进的种植技术和养殖技术带到这些地区，使这些地区的农耕文化迅速发展起来。中原地区逐渐成为全国史前文化核心区域。中原以其强劲的活力和居中的地理位置，在交流与争斗中，多方文化于此融会凝聚，又向外辐射影响，发挥着传播文明的巨大核心作用，使周边地区的不同文化逐步融入中原文化，也使中原文化增添了新的血液，更加丰富，更加具有活力，最终形成长盛不衰的中华文明。

其三，为原始精神文明奠定了基础。随着农耕文化的发展，物质生产的丰富，人类的精神生活也不断进步，原始的科学、文化、艺术开始出现。如农耕定居孕育出原始的建筑文化，陶器的应用孕育出原始的彩陶文化和后来的陶瓷文化，利用中草药治病孕育出中医学，养蚕缫丝纺织孕育出原始的丝绸文化，原始农业对气象知识的需求产生了天文学和历法学，精神娱乐的需求产生了原始的歌舞和乐器，还有装饰文化、集市文化、茶文化等，传说这些都与神农有关，是神农对原始精神文化的贡献。此外，神农及其族人在长期的农耕生产实践中，不断地总结经验，一代代地传承，使他们在思想观念中产生了改造自然、人与自然和谐相处、掌握和运用自然规律的思想。这些思想有的后来成为道家思想的源头，有的成为传统农业精耕细作综合技术体系思想的源头。炎帝神农在制耒耜、创耕耘、植五谷、尝百草、疗民疾、驯畜禽、养动物等劳动实践中，培养了勤劳勇敢、不怕困难、自强不息、开拓进取的奋斗精神。这些精神后来都成为中华民族的优秀传统，成为中华民族的重要精神遗产。

如今，在中国大地上，勤劳善良的中国人民用世界 7% 的耕地（中国耕地面积占世界耕地面积的 7%）养活了世界 22% 的人口（中国人口占世界人口的 22%），随着城市面积的不断扩大，生活居所的条件越来越好，人们对美好生活的追求也越来越高。

第五章

《神农本草经》的诞生

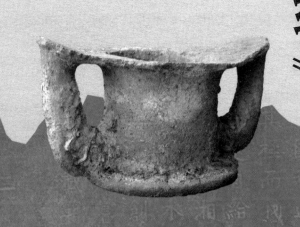

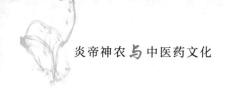

第一节 | 著作传奇

《神农本草经》是我国现存最早的完整系统的药物学专著，为现在可知的我国早期临床用药经验的第一次系统总结，被誉为中医学四大经典著作之一。书中记载了系统的中药理论知识，直至今日仍被中药学所继承。书中共收载药物 365 种，多数药物至今仍是临床常用药物。在我国古代，植物药又被称为本草，"本草"成了药物的代名词；由于书中大部分药物是植物药，故以"本草经"命名，后世药物著作大多也以"本草"命名，以彰显其流传脉络。

那么，《神农本草经》是怎样一部传奇著作？它产生在什么时代？为何冠以神农之名？在药物记载、药物理论记载上又有何传奇之处？

一、"神农"由来

诚如前述，神农是我国古代传说中的先祖之一。但是传说的内容非常繁杂矛盾，这里只能了解一些说法，掌握大致轮廓。《吕氏春秋·慎势》记载："神农十七世有天下，与天下同之也。"神农是氏族部落首领的称呼，而不是一个人的特定名称。而到后世的传说倾向于把神农氏看作一个神人，把众多有关农业的发明归结到他的身上，被世人尊称华夏太古三皇之一，传说中农业和医药的发明者。

传说神农氏的形象很怪异，人身牛首。在红山文化的玉雕中，有类神人像，被习惯称为"太阳神"。有学者考证认为，此类玉雕不管从外观造型还是内在寓意上，都指向神农氏，这可能是神农部落后裔制作并尊崇的先祖图腾。但是，关于神农之名或者说炎帝身份，历史上还是有不少争论与探讨。

1. 神农不等于炎帝的说法

《管子·封禅第五十》记载："管仲曰：古者封泰山禅梁父者七十二家，而夷吾所记者十有二焉，昔者无怀氏封泰山，神云云；虑羲封泰山，禅云云；神农封泰山，禅云云；炎帝封泰山，禅云云；黄帝封泰山，禅云云；颛项封泰山，禅云云：帝封泰山，禅云云；尧封泰山，禅云云；舜封泰山，禅云云；禹封泰山，禅会稽；汤封泰山，禅云云；周成王封泰山，禅社首。皆受命然后得封禅。"

齐桓公成就霸业，在葵丘大会诸侯，准备祭祀天地。管仲告诉他封禅的上古帝王有七十二家，他只记得十二家了。值得注意的是，这十二家中神农和炎帝是分开的，神农在前，炎帝在后。

《史记》也有相同记载。炎帝是一个跨时代的人物，在神农氏之后才有了帝王之说。另据《管子·侈靡第三十五》记载："故书之帝八，神农不与存，为其无位，不能相用。"说明神农氏不是帝王（应该是部落首领，包括之前的无怀氏、伏羲氏，直至炎帝时才开始称帝王），不在"八帝"之列，后世将神农与炎帝混淆的说法必定有误。

2. 神农十七世，炎帝有八的说法

《吕氏春秋·慎势》记载："神农十七世有天下，与天下同之也。"《战国策·鲁语上·展高论把爱居》记载："昔烈山氏（神农氏）之有天下也，其子日柱，能殖百谷百蔬。"

《帝王世纪》："神农氏在位百二十年，凡八世：帝承、帝临、帝明、帝直、帝来、帝哀、帝榆冈。"这里皇甫谧是将"八代炎帝"与神农氏混淆了。这种混淆在《史记》中就开始了。

由此看来，炎帝与神农都不是一个人，都是一个部落。神农氏为华夏民族农业发明的始祖，而炎帝则是神农氏之后，原始社会氏族部落的首领和政治领袖。炎帝是神农氏的后代，或者说是神农部落的后代，统一了各氏族部

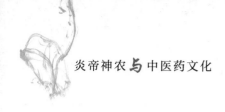

落，走向帝王统治地位，故称之"炎帝"。这样一来，就不难理解为什么各地有那么多神农和炎帝的名胜，它们是至少25代部落首领的名胜。

3. 神农等同于炎帝的说法

在传说中，甚至史书上，炎帝与神农氏形象的混淆早就开始了。《史记·五帝本纪》记载："神农氏，姜姓也。母曰任姒，有蟜氏女登，为少典妃，游华阳，有神龙首感生炎帝，人身牛首，长于姜水，有圣德，以火德王，故号炎帝，初都陈，又徙鲁，又曰魁隗氏，又曰连山氏，又曰列山氏。"

神农与炎帝传说在这里又合二为一了，在其带来困惑之外，又给我们以启迪，神农的时代是那么漫长，距今是那么遥远。下面的理解是我们按照司马迁的说法把两者统一了。

4. 神农（约等于炎帝）功绩的说法

神农是古代传说中的农神，汉代以前文献有关农业生产的发明创造无不与神农有关。如前所述，其主要贡献有：制耒耜、种五谷，奠定了农业生产的基础；立市廛，开辟了市场交换；作五弦琴，使百姓得以休息娱乐；削木为弓，猎取野兽，保护自己；制作陶器，改变饮食结构等。

但多数人没有注意，汉代以前神农还未涉及医药。到汉代，有关神农的附会更加增多，而仍以农事为主。虽然神农尝百草的传说在汉初已有流传，但是仔细分析会发现，这时所说的"尝百草"并非指医药而言，而仍然是农业发明的范畴。流传最广，最为医药学者津津乐道的，首推《淮南子·修务训》中的一段话："古者，民茹草饮水，采树木之实，食蠃蚌之肉，时多疾病毒伤之害，于是神农乃始教民播种五谷，相土地宜，燥湿肥硗高下，尝百草之滋味，水泉之甘苦，令民知所辟就。当此之时，一日而遇七十毒。"仔细推敲就会发现，神农尝味百草之目的，不过"教民食谷"而已，实无关医事。

5. 神农在汉代才开始发现药物的说法

两汉之后，随着经学的流行，有关神农与医药的传说渐丰，如：

郑玄注《周礼·天官》疾医云："其治合之齐，存乎神农、子仪之术。"

《帝王世纪》："炎帝神农氏长于长江水，始教天下耕种五谷而食之，以省杀生。尝味草本，宣药疗疾，以救天伤之命，百姓日用而不知，著本草四卷。"

民间神话传说的流行，神农氏也与医药有了千丝万缕的联系。如《搜神记》："神农以赭鞭鞭百草，尽知其平毒寒温之性，臭味所主，以播百谷，故天下号神农也。"人们在塑造祖先发明了农业的同时，也把医药的发明归功于他，这不仅仅是崇拜，从历史的角度上也可以看出其合理性，没有人感觉唐突，反而会不知不觉，自然而然。

二、药物记载

《神农本草经》全书共载药 365 种，其中植物药 256 种、动物药 64 种、矿物药 45 种。在药物论述之前有《序例》，自成一卷，是全书的总论，归纳了若干条药学理论，首次提出了"君臣佐使"的方剂理论，一直被后世方剂学所沿用，但在使用过程中，含义已渐渐演变；首次提出了药物的"四气"（寒、热、温、凉）和"五味"（酸、苦、甘、辛、咸），并明确了药物的毒性；首次提出了关于药物的配伍理论，即"七情"理论，概括为"单行""相须""相使""相畏""相恶""相反""相杀"7 种，指出了药物的配伍前提条件，认为有的药物合用可以相互加强作用或抑制药物的毒性，因而宜配合使用，有的药物合用会使原有的药理作用减弱，或产生猛烈的副作用，这样的药应尽量避免同时使用。书中还首先指出了剂型对药物疗效的影响，丸、散、汤、膏适用于不同的药物或病证，违背了这些，就会影响药物的疗效等。《神农本草经》所提出的这些理论或原则一直为后世药学专著及

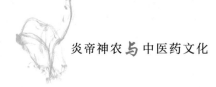
临床医家在临床用药时所遵循，可以说，《神农本草经》奠定了中药学理论基础。

三、药物理论

1. 君、臣、佐、使的药物配伍理论

在《神农本草经》中有相连的上下两段条文涉及君臣佐使理论，君臣佐使理论有两个层面的意义：阐述三品分类的基础，制订配伍的原则。

（1）阐述三品分类的基础：《神农本草经》序录中指出：

"上药一百二十种为君，主养命以应天，无毒，多服久服不伤人，欲轻身益气，不老延年者，本上经。"

"中药一百二十种为臣，主养性以应人，无毒有毒，斟酌其宜，欲遏病补羸者，本中经。"

"下药一百二十五种为佐使，主治病以应地，多毒，不可久服，欲除寒热邪气，破积聚愈疾者，本下经。"

"三品合三百六十五种，法三百六十五度，一度应一日，以成一岁。倍其合七百三十名也。"

（2）君臣佐使理论制订配伍的原则：《神农本草经》指出：

"药有君臣佐使，以相宣摄。合和者宜用一君、二臣、三佐、五使；又可一君、三臣、九佐使也。"

"药有阴阳配合，子母兄弟，根茎华实，草石骨肉。"

"有单行者，有相须者，有相使者，有相畏者，有相恶者，有相反者，有相杀者。凡此七情，合和视之，当用相须相使者，勿用相恶相反者。若有毒宜制，可用相畏相杀者；不尔，勿合用也。"

2. 四气、五味理论

《神农本草经》载：药有酸、咸、甘、苦、辛五味，又有寒、热、温、

凉四气，以及有毒、无毒。

关于药物的味道，《黄帝内经》中就有记载。将药物的味道归纳为"酸、咸、甘、苦、辛"五种，称为"五味"。由于《黄帝内经》并非药物学专著，因此其中没有把药物的五味具体到每一味药物。《神农本草经》继承了药物的五味理论，并在每一味药物下列出其味道。在长期的实践中人们发现，相同味道的药物作用于人体会产生相似的效果，而不同味道的药物作用于人体产生的效果则完全不同，从而归纳出五味理论。这样，五味的"味"就超出了它本身的含义，而直接与临床功效建立了联系。辛能散能行，酸能收能涩，甘能缓能补，苦能燥能泻，咸能软能下。

值得注意的是，本草书中所记载的有些药物味道与实际品尝的味道不相符合，这种现象的出现是因为人们在临床用药过程中了解了药物的功效，而通过五味理论把具有某种功效的药物直接总结为具有某种味道的药物。

四气最早也与食物相关。《周礼·天官家宰》食医："凡食齐视春时，羹齐视夏时，酱齐视秋时，饮齐视冬时。"郑玄注云："饭宜温，羹宜热，酱宜凉，饮宜寒。""寒、热、温、凉，通四时为言。"

《神农本草经》最早将药物的性质归纳为四种，即"寒、热、温、凉"，将这四种药物的性质称为"四气"。寒与凉、温与热之间则只是程度上的差别，即是"凉次于寒""温次于热"。"治寒以热药，治热以寒药"，其中的热药、寒药便是指药物的性质而言。一般来说，寒凉的药物具有清热泻火、凉血解毒、滋阴生津的作用，而温热的药物具有温里散寒、补火助阳、温经通络、回阳救逆的作用。

3. 药物炮制

《神农本草经》关于炮制的论述不多：药有……阴干、暴干，采治时日生熟……并各有法。无论是原植物的产地、采摘的时间，还是原材料的炮制方法，都会对最后得到的药物的疗效产生很大的影响。早在《神农本草经》

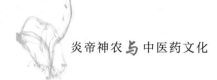

中已经注意到了这一点，但是对于具体的方法，此书并未给予说明。一般来说，从原植物的采摘到制成成药还要经过一系列繁琐的药物加工程序，称为药物的炮制。

《神农本草经》最早提出了药物的炮制方法，有阴干和曝干两种，阴干是将药物放置于通风而没有阳光照射处干燥，曝干是直接将药物放置在阳光下进行干燥。两者都是将新鲜的动植物进行干燥处理，制成药物长久保存的方法。由于药物有其自身的特点，在加工炮制时要根据其本身的特点采用不同的炮制方法，但无论采取何种干燥方法，最终目的都是将药物彻底干燥，达到长久保存的目的。

4. 药物剂型分类

《神农本草经》有关于剂型的论述：药性有宜丸者，宜散者，宜水煮者，宜酒浸者，宜膏煎者，亦有一物兼宜者，亦有不可入汤、酒者，并随药性，不得违越。

药物经过加工炮制后，并不是可以直接使用的，而是通过某种剂型才能给患者使用。剂型指药物制剂的形态，也指根据药物性质及治病和处方的要求制成的成品药的形态。《神农本草经》已经提出了药物的剂型，可以看出，当时人们认识到的药物剂型有丸剂、散剂、汤剂（水煮者）、酒渍剂和膏剂等。药物为什么不是由成药直接服用而要制成各种剂型呢？一是因为药物制成制剂后服用方便，二是因为不同的剂型有不同的作用。《神农本草经》是从药物的角度出发，讲究剂型的选择制作需要随从药性。

四、未病先防理念

《神农本草经》载："凡欲治病，先察其源，先候病机。五脏未虚，六腑未竭，血脉未乱，精神未散，食药必活。若病已成，可得半愈，病势已过，命将难全。"这段条文阐述了治疗疾病时必须在查清病因的基础上掌握疾病的发展过程和规律，尤其可贵的是提出了未病先防的理念。

《神农本草经》本段条文体现了药物治疗中的预防医学的思想。也就是说，治疗疾病的最佳时期是在疾病的初起阶段，病势微弱之时，如果病势已经形成，甚至病势已过，病情加深，则药物的疗效也必然降低，甚至丧失。古人提倡"上工治未病"，也就是说技术高超的医生在疾病还没有形成之时，就能提前判断病势，做出预防工作。如果不能提前做出判断，等到疾病侵袭人体再去治疗，就好像等到渴了才去凿井，都是为时已晚。

第二节 | 历史沉沦

一、汉代成书后佚失

汉代及其以前，已经将"本草""医药"与"神农"联系在一起，认为炎帝不但是教化民众稼穑的"神农"，而且是医药（主要是药物，即本草）的创始人。《神农本草经》作为书名最早见于西晋皇甫谧的《针灸甲乙经》，西晋张华《博物志》中认为与《山海经》齐名的《神农经》虽不能断然肯定就是世传的《神农本草经》，但两者传载的内容如出一辙。

一是三国东吴名医吴普著有《吴普本草》，这应当是文献名录考据中最早专载本草的著作了。据《汉书·游侠传》中记述楼护在长安贵族亲戚家读诵医经、本草、方术数十万言的文献史料可知，汉代已有"本草"专著，而且早于三国医家的《吴普本草》，说明《吴普本草》的出现不是偶然的孤立事件。

二是西晋文学家张华（232—300）撰著的《博物志》将《神农经》与

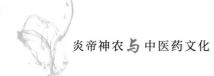

《山海经》相提并论。张华参阅的《神农经》与《神农本草经》有何关系？是否就是《神农本草经》的简称？只要运用比较学的目光审视《博物志》引用《神农经》的内容就可看出端倪。如《太平御览》引用《博物志》的内容云："《神农经》曰：上药养命，为五石之练形，六芝之延年也。中药养性，合欢蠲忿，萱草忘忧。下药治病，谓大黄除实，当归止痛。夫命之所以延，性之所以利，痛之所以止，当其药应止痛也。违其药，失其应，即怨天忧人。""药有大毒，不可入口、鼻、耳、目者，入即杀人。一曰钩吻。卢氏曰：阴也，黄精不相连，根、苗独生者也。二曰鸱，状如雌鸡，生三川。三曰阴命，赤色，著木，悬其子，生海中。四曰内童，状如鹅，亦生海中。五曰鸩羽，如雀，墨头赤喙。六曰，生海中，雄曰，雌曰也。""药毒有五物：一曰狼毒，占斯解之；二曰巴豆，霍汁解之；三曰藜芦，汤解之；四曰天雄、乌头，大豆解之；五曰斑茅，戎盐解之。毒菜害小儿，乳汁解，先食饮二升。"至于《神农经》是否与《山海经》同代，目前没有足够的证据予以评价，虽然不能断定这些内容一定是后来的《神农本草经》所载，但可以肯定《神农经》和《神农本草经》是内容十分相近，都是传载药物学知识的古代文献，都是陶弘景、苏敬、唐慎微编撰本草的文献史料和依据。

三是班固《汉书·艺文志》中不曾著录《神农本草经》，但不能否认班固未检阅有关本草类文献的史实。其一，《汉书·艺文志》的《方技略》将所著录的文献分为医经、经方、房中、神仙四类，而且"经方类"的小序内容正是对西汉时期"本草"内容的介绍，"经方者，本草石之寒温，量疾病之浅深，假药味之滋，因气感之宜，辨五苦六辛，至水火之齐，以通闭解结，反之于平。及失其宜者，以热益热，以寒增寒，精气内伤，不见于外，是所独失也。"此序文不但运用了"本草"之辞，而且论及了药物的性质和作用；不仅谈到了方药的制备、药物的功效，而且论及了药物应用不当给人体造成的伤害。另外，班固还在《郊祀志》《平帝纪》《游侠传》等多处使用"本草"词语。其二，班固将"本草"文献归并到"经方"类中。因为在《方技略》中辑录的"经方"十一家，其中有九家是言方剂的，一家言各类剂型的制备，名曰《汤液经法》，有一家讲食物禁忌，名曰《神农黄帝食禁》。《汉书·艺文志》将此三类文献合称"经方"，显然是将"药"（本草）纳入"方"中。因为"方"因"药"（本草）而成，有"药"（本草）才能成"方"。这与表述楼护在长安贵戚家读医经、本草数十万言（《汉书·楼护传》）时只言"医经、本草"而不言"经方"的表达方法相仿。其三，据尚志钧考证，班固的《汉书·艺文志》是根据当时"石渠天禄阁"藏书编撰而成，未能穷录阁中所藏之书，所以清代姚振宗又撰《汉书艺文志拾补》"方技略"，辑录散佚的"本草"文献，有《神农本草经》三卷、桐君《药录》二卷、雷公《药对》二卷、子仪《本草经》一卷四种。这四本有关本草的文献可以从陶弘景《本草经集注》卷一序录中得到印证。因此，南朝梁齐陶弘景的《本草经集注》是以当时流传的《神农本草经》和其他版本的《本草经》为底本整理编著而成。

《神农本草经》成书之后辗转传抄，错讹之处在所难免，又由于战乱及各种历史因素，导致了《本经》原文发生了大量佚失。陶弘景作《本草经集注》所据的古本经是四卷本《本草经》。梁陶隐居序云："汉献（190—220）迁徙，晋怀（307—312）奔进，文籍焚靡，千不遗一，今之所存，有此四卷，是其本经。"然陶弘景所据的《本草经》是经过战乱后幸存的四卷本《本草经》。在汉献帝迁徙之前，可能还有和四卷本《本草经》相类似的《本草经》，只因战乱而遭受焚毁损失。这些损失的《本草经》，多数是托名之作。所托的名字，都是先秦人物，如神农、黄帝、岐伯、雷公、扁鹊、子仪等。

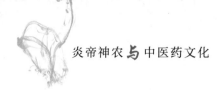

二、南北朝重辑

南朝梁齐陶弘景（452—536）的《本草经集注》是以《神农本草经》及当时流行的其他《本草经》传本为底本编辑而成的。《本草经集注·序》对当时所见古本《神农本草经》混乱状态的评价云："魏晋以来，吴普、李当之等更复损益。或五百九十五，或四百四十一，或三百一十九；或三品混糅，冷热舛错，草石不分，虫兽无辨；且所主治，互有得失，医家不能备见，则识智有浅深。"

陶弘景在《本草经集注》序文中曾叙述过其"朱、墨杂书并子注"的编撰方式，即以朱色文字标示《神农本草经》原文，以墨色文字标示《名医副品》的内容，他自己的注文前一般则有"本说如此，按"的字样。"此书（指《神农本草经》）应与《素问》同类，但后人更修饰之耳。""魏晋以来，吴普、李当之等更复损益。或五百九十五，或四百四十一，或三百一十九；或三品混糅，冷热舛错，草石不分，虫兽无辨""三品合三百六十五种，法三百六十五度，一度应一日，以成一岁"的立场可知，该书载药300味之数由此确定。因此，传统观点认为《本草经集注》中的朱书文字即是《神农本草经》的原文。

从陶隐居序来看，陶弘景作《本草经集注》时，所得到的古本《本草经》，仅仅是四卷本《本草经》。则其他托名的《本草经》，陶氏认为，是汉献迁徙，晋怀奔进亡佚了。

但实际上，并未完全亡佚，因为汉以后，文、史、哲等书注释者，曾引用过《本草经》，所引的资料，与陶弘景所见四卷本《本草经》比较不完全相同。说明古代托名的《本草经》，除陶弘景所见的四卷本《本草经》外，还有一些同类托名的《本草经》，没有被陶弘景所见到。

三、宋元闪现

北宋时期李昉等人奉敕编撰的《太平御览》全书分为55部，共计千卷，保留了大量宋以前佚失的古籍，现在许多已经亡佚的古籍均可在其中一窥而见其全貌。最早辑《神农本草经》的是宋代王炎，可惜该辑本没有传下来，仅有一序留存于王氏《双溪文集》中。

《太平御览》中以《本草经》为名的条目共有220条，大部分条目与保留在《证类本草》中的《神农本经》相同或相近，比如其"胶"一条："《本草经》曰：'胶，一名鹿角胶，味甘平，治伤中劳绝、腰痛、瘦，补中益气，妇人无子。'"在《证类本草》中则被称为"白胶"："白胶：味甘平，主伤中劳绝、腰痛、羸瘦，补中益气，妇人血闭无子，止疼，安胎，久服轻身延年，一名鹿角胶。"

《太平御览》以《神农本草》为题的条目共有9条。其中一条是关于神农问道于"太一小子"而始撰本草的传说："《神农本草》曰：神农稽首再拜，问于太一小子。曰：'曾闻古之时寿过百岁而殂落之咎，独何气使然耶？'太一小子曰：'天有九门，中道最良。'神农乃从其尝药，以拯救人命。"此段文字不见载于今本的本草书。另外8条则分述药物，即"恒山""粉""鹳骨""鸩""桑根白皮""辛夷""合欢""蔷薇"。

《太平御览》中以《本草》为名的条目共有17条，其中"丹砂""人参""酢浆"条目在《太平御览》中的记载与《证类本草》大致相同。

《太平御览》以《神农本草经》为名的条目只有3条，分别是"地榆""鸡""琥珀"。其中"琥珀"与"鸡"两个条目都叙述了用鸡卵伪造琥珀的方法，文字基本相同，在"鸡"条目下还注明了该条目转引自《博物志》。在《证类本草》中则是以"陶弘景注"的形式提及鸡卵伪造琥珀的方法，这说明陶弘景编撰《本草经集注》所依据的《神农本经》并没有关于鸡卵伪造琥珀的记载，同样表明了陶氏所据的《神农本经》与《博物志》所钞

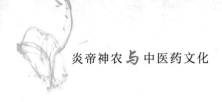
录的《神农本草经》在内容上有所差异。

四、明清发展

明代李时珍所著的《本草纲目》是中国古代本草学集大成之作。《本草纲目》不仅保存了明代之前的药物学内容（其中包括《本经》的原文），更有李时珍结合自己亲身实践得来的宝贵经验。早在明代，夏良心在重刻《本草纲目》序言时评价，认为其在保存《本经》原文方面"大抵与苏颂图经、唐慎微证类相表里"；在考证翔实程度和收录范围等方面比《证类本草》更加精详、收录更加广博。《本草纲目》在《本经》辑佚过程中最大的价值在于保存了一个相对完整的《本经》目录，检阅《本草纲目》一书，在序例第二卷中，完整抄录了《本经》目录，并且明确说："故存此目，以备考古云耳。"可见此目录来自某一古本，只可惜李时珍没有注明具体来源于何书。

清代孙星衍、孙冯冀叔侄辑本以《证类本草》为底本，同时参考了经史百家文献中所载《本经》佚文，如《抱朴子》《艺文类聚》《博物志》《文选》等，尤其充分利用了《太平御览》，将其作为底本的重要补充材料，在《本经》辑佚方面取得了许多成果。其利用类书辑佚经典文献的经验值得总结并借鉴。

孙辑本的重要成就之一，即将《证类本草》原黑字"生山谷"等字样，根据《御览》中《本经》引文，首次补入《本经》经文之中。孙氏在辑佚《本经》经文时，大量参考了《太平御览》的《本经》引文，据引文补充药物异名、功效主治等，遇有异文，则列出供读者参考。如：车前子："味甘，寒，无毒。主气癃，止痛，利水道小便，除湿痹。久服轻身，耐老。一名当道。《御览》有云：一名牛舌。《大观》本作牛遗，黑字。"

五、深刻影响近现代

《神农本草经》成为后世中医药学者挖掘的宝藏。书中涉及药材学、调剂学、药物治疗学等多个方面，由此确定的基本原则，对后世本草理论的发展影响甚大，受到业内学者深入地探索，近现代依据或参考《神农本草经》所著专著及文献种类繁多。

第三节｜经典重现

就像所有伟大的事业都会经历许多波折和困难一样，《神农本草经》这一伟大著作能够流传至今，也经历了许多磨难。其曾经一度散佚，但现在我们还是能以接近原貌的方式了解和学习《神农本草经》，离不开历代中医药人不断努力对其进行辑佚。

一、流传不易，颇多曲折

首先需要说明的是，在古代中国，有许多经典著作都没能留存至今。仅就医学而言，如大家熟知的《黄帝内经》，认为《黄帝内经》是泰山北斗，可称为中医基础理论最重要的文献。但《黄帝内经》能有此地位，有其偶然因素。因为在《黄帝内经》写成的同时代，还有许多和《黄帝内经》一样的宏伟巨著。《黄帝内经》属于医经派，《汉书·艺文志》中记载当时医学著作时提及"医经者，原人血脉、经络、骨髓、阴阳、表里，以起百病之本，死生之分，而用度箴石汤火所施，调百药齐和之所宜。至齐之得，犹慈石取铁，以物相使"，列举当时医经家的相关著作有：

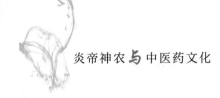
《黄帝内经》十八卷《外经》三十七卷

《扁鹊内经》九卷《外经》十二卷

《白氏内经》三十八卷《外经》三十六卷

《旁篇》二十五卷

右医经七家，二百一十六卷。

而以上所列著作中，除《黄帝内经》外都已散佚。且当时的医学流派除医经方，还有"本草石之寒温，量疾病之浅深，假药味之滋，因气感之宜，辨五苦六辛，致水火之齐，以通闭解结，反之于平"的经方派、"情性之极，至道之际，是以圣王制外乐以禁内情，而为之节文"的房中派，以及"所以保性命之真，而游求于其外者。聊以荡意平心，同死生之域，而无怵惕于胸中"的神仙派。其又各有代表著作数百卷。然而这些著作，几乎都已散佚。为何古代著作留存如此困难，以致于如此多重要的著作只留下书名，有些著作因资料太少连辑佚工作都无法开展呢？这与古代书籍的形成和传播、保存方式、当时人们对知识的分享意识及古代恶劣的书籍保存环境有关。在印刷术发明应用以前，人们制作书籍主要依靠人力一份一份抄写，甚至于在纸张发明前只能刻在竹简上，古代文字又为繁体字，字形繁复，抄写起来更为费时费力，因此即便为重要著作，也不可能批量制作许多副本。再者，古人学问多为"师徒相授"，非常珍视艰辛传承下来的知识，不愿轻易示人。如《史记·仓公传》载仓公之事，仓公即古代名医淳于意，其第一位老师公孙光曾对他说："吾方尽矣，不为爱公所，吾身已衰，无所复事之，是吾年少所受妙方也，悉与公，毋以教人。"仓公听后回答说："得见事侍公前，悉得禁方，幸甚，意死不敢妄传人。"师徒间的对话中都强调一点：避免将医药知识随便传与他人。仓公后来拜师于阳庆，《仓公传》说"庆年七十余，无子，使意尽去其故方，更悉以禁方予之"，其中禁方之意也是谓不应妄传他人。又如《后汉书·郭玉传》，郭玉的老师程高追寻涪翁多年才得到传授，而郭玉从小拜师，才顺利学到医术。这也许能说明那个时代的许多医家，特别是学术成就较高者，会自觉或不自觉地爱惜自身的学问，将学之不易的本事传授给有心人。这样的传授方式一旦形成风气，必然影响医药专书的传播局面。因此即使著作非常重要，可能也仅保存在少数人手中，一但这部分人出现不测未及时传予他人，就可能造成书籍散佚。再者古代战乱频繁，人口流迁变动频繁，或者统治者有意识地控制民众思想而"焚书"，也有可能造成著作流传中断。

由于以上数种原因，《神农本草经》在成书后一段时间就散佚了。我们现在能够看到的版本都是后世医家根据不同文献进行辑佚而编成的。

二、散而不佚，多方保存

《神农本草经》完整原貌如何，现在已经不可考，《神农本草经》原书含有多少味药也不可知，甚至有学者认为也许《神农本草经》本身在流传时就不存在一个广为流传的版本，大部分在抄写时有增删，由于增删的不同，因此其药味数量也无一定数。我们目前能知道的是，现存文献中西晋皇甫谧《针灸甲乙经·序》中第一次提到《神农本草经》，此时《神农本草经》应该已经成书，并取得较大影响。但是在传抄流传的过程中，由于各种原因，版本众多，传抄时也可能出现许多舛误。鉴于这种混乱的局面对《神农本草经》流传的负面影响，南朝齐梁时期陶弘景就对当时载药分别为 595 种、441 种、319 种的至少 3 种不同传本的《神农本草经》进行整合，从中选定了 365 味药物及其内容，又从《名医别录》中选择了 365 味药物及其内容，共计 730 种，在保留《神农本草经》原有的上、中、下三品分类的基础上，根据药物的自然状态及临床所用，将药物分为玉石、草木、虫兽、果、菜、米食及有名无用七大类。陶氏为了区分两种底本不同资料源的内容，采用"朱文"和"墨文"两色书写方式予以标记，集合而成《本草经集注》。后

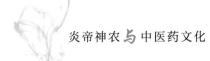

《神农本草经》原本均佚，幸而《本草经集注》流传下来，并由于《本草经集注》中采用了"朱文"和"墨文"对《神农本草经》和取自《名医别录》的内容进行了区分，对后世识别《神农本草经》的原貌有十分重要的文献学价值，也为后世辑佚工作打下了基础。唐初苏敬主修的《新修本草》是在《本草经集注》的基础上扩充而成，对药物来源采用大、小字号的方法进行标记。北宋马志等人又在《新修本草》的基础上进行扩充，其采用正文大字单行、注文小字双行的方法，并将正文出于《神农本草经》者印成"白文"，将正文出于《名医别录》者印成"黑文"，经两次修订而成《开宝本草》。再后世本草书籍仿例予以扩充，《神农本草经》的内容才得以在不同本草典籍中以特别的形态保存了下来。这些均是后世辑佚《神农本草经》的文献来源。

三、辑复工作，代不乏人

辑佚古已有之，甚至在北宋已成为一门独立学问。"书有亡者，有虽亡而不亡者"（郑樵），"东部藏书者书虽亡，而天下之书不必与之俱亡"（余嘉锡）。由于写作时文献的互相引证、编辑类书的收纳录入等，一些亡佚书籍的整体或部分内容会保存在史书、类书、方志、金石、古书注解之中。通过文献搜集、整理、考据的方法，可将诸书所征引的章句语句搜集起来，编排成书，有时甚至可从类书总集中直得原书。中医学历史上因辑佚而流传下来的书亦自不少。前已述及《神农本草经》主要通过《本草经集注》保存下来，而《新修本草》又吸纳了《本草经集注》的内容，但是《本草经集注》和《新修本草》也在后世流传过程中亡佚，因此要想恢复《神农本草经》的原貌，还需要从更后世收录有《本草经集注》和《新修本草》的文献中获取。

据有关文献记载，《神农本草经》的辑佚工作在南宋时就已开始，明清之时和近代尤多。据不完全统计，南宋以来，王炎、卢复、孙星衍、顾观光、黄奭、姜国伊、王闿运、刘复、曹元宇、尚志钧、王筠默、马继兴及日本江户医家森立之等都有辑复本，已有近20种《神农本草经》的辑复本。各本由于参考的文献不同、采用的方法不同，甚或辑佚者自身小学功底、医学背景不同而呈现出不同的特点，其辑佚最终形成的内容也就不同。现就评价较高、有重要参考价值的辑佚本及其作者和特点简要说明。

1. 孙星衍及其辑本

孙星衍，字伯渊，又字渊如，号季述，江苏阳湖（今武进）人，乾隆五十二年进士，曾任山东按察使、布政使。孙星衍所学较广，专力于经史文字音韵训诂之学，兼涉诸子百家。孙氏著述颇多，有《尚书今古文注疏》等数十种，并辑刊《平津馆丛书》《岱南阁丛书》等。孙氏于医亦有涉猎。在《中医图书联目》丛书类中就有《平津馆丛书医类四种》，包括《华氏中藏经》《素女方》《秘授清宁丸方》《千金宝要》，医史类有《轩辕黄帝传》一卷。孙氏所辑刊医书中最重要者当为《神农本草经》。由于孙氏本人并非医家，且其小学功底颇为深厚，其对《神农本草经》的辑佚工作，有学者评价"虽有功力独到之处，亦有泥古囿经之弊。他采撷诸书，多用经史字书而少用历代本草，多取隋唐以前而轻弃宋元以后"。但总体言之，孙氏对《本经》的辑佚考据为我们留下了一个辑录完备可靠、考证翔实丰富的《本经》辑本，是对中医本草文献学的一大贡献。其治学态度的严谨，值得我们借鉴。

2. 顾观光及其辑本

顾观光（1799—1862），字宾王，号尚之，别号武陵山人，金山（今上海市金山县）人氏。清末著名的天文学家、数学家、考据学家和医家。《清史稿》称他"博通经传诸史百家，尤究极古今中西历算之术"。《武陵山人杂著·别传》云其"以医学得于乡里为善人别校刊《素问》《灵枢》，用功尤深"，经他校刊辑复的医书已刊行的有《伤寒补注》《神农本草经》，可谓辑

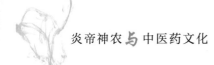

佚大家。顾观光在当时当地是有名的医家，在认识和运用药物方面有独到的功力，在民间有"一味灵"之称。顾氏生活于晚清时期，承乾嘉学派余绪，青年时代在考据学方面已有不少成果，著有《七国地理考》《国策编年》等，《神农本草经》辑复本最后脱稿于1844年，时年46岁，这时他在临床医疗经验和考据研究方面都已臻成熟，故其辑复工作既不同于"不知医"的经学家、考证学家孙氏之博引，又不同于仅从《纲目》求经文的卢复之"不通古"，顾氏辑本确是较好、较为实用、易读的版本。顾观光对《神农本草经》的卷次进行了修整，顾氏认为序录是论述"药性之原本，论病名之形诊，题记品录，详览施用"，故序录即《神农本草经》的总论和目录部分，应将序录列为首卷。在经文方面，顾氏主要引用宋以前的资料，但每以《纲目》及明清时的本草著作互详，以严谨的治疗态度校正了列于《神农本草经》但其实误录自《名医别录》的药物和原是《神农本草经》而窜入《名医别录》的十数味药。但是顾氏辑本也有一定不足，其经文中药物均未注明产处，这可能与顾观光当时所能获得的资料文献有限有关。

3. 森立之及其辑本

森立之（1807—1885），字立夫，号枳园居士，又号倚织、养真、养竹，出生于日本世医之家。森立之幼承家学，先后师从伊泽兰轩、多纪元坚学医，集中日历代医典研究之大成，成为日本江户后期考证派医家的重要代表人物。森立之辑《神农本草》五卷，撰刊于嘉永七年（1854年），系依据《备急千金要方》《医心方》《唐本草》《证类本草》《本草和名》等书重辑而成。森立之潜心研究本草学30年，又充分利用佚存于日本的古本医书，故其成就超出之前诸家。我国著名中医文献学家和医史专家范行准先生曾将孙星衍、顾观光二氏辑本与森氏辑本做比较，他说："孙、顾所辑本草，于诸家类书既未尽量甄采，而于佚在日本医书如《新修本草》残卷等，孙、顾等人又无缘得见，则孙、顾诸家辑本，不能不说美犹有憾了。"森立之凭借日本保存的许多中国失传医著，加上他努力精勤，远过诸家，故其辑本较其他更高一筹。尽管森氏辑本对于唐代著名类书，如《艺文类聚》《初学记》等的搜辑仍多有部分遗漏，但瑕不掩瑜，森氏辑复的《神农本草经》至今仍是现存《神农本草经》辑本中较好的版本之一，对于现代本草学的研究具有较高的参考和研究价值。

与森立之大约同时期还有一个辑本，辑佚者为黄奭，关于《本草经》黄奭辑本，还有一段公案。黄辑本刊于同治四年（1865年），为《黄氏逸书考》之一，但后人发现其内容与嘉庆四年（1799年）孙星衍、孙冯翼合辑本完全相同。故有人指责黄奭"不应没孙氏名而直署己作"，范行准在影印森立之辑本跋语中更明确说："二孙辑本即被当时富商黄奭所窃，删去叙录，辑入《黄氏逸书考》中。"但据学者王家葵推测，黄氏功底深厚，治书不少，且当时已有孙星衍本流传，故其欺世盗名的可能性很小。有可能是其写成后由于兵燹不断，著作流散，后人在整理时发现篇目尚存，续刊者为了保持丛书的完整性，遂以孙星衍辑本配补，竟因此令黄奭蒙上不白之冤。

4. 尚志钧及其辑本

尚志钧（1918—2008），安徽全椒人。尚志钧长期从事中医医史文献的整理和研究，对本草文献的研究尤深，其所创"本草三重证据法"，运用了乾嘉学派的考据学方法，融目录、版本、校勘、考据、章句、修辞于本草学之中，自觉运用新材料、新视野、新方法，在二重考据基础上结合现代植物分类及药物学新知识，创造性地将"三重考据"运用于本草文献领域之中，形成了独特的"尚派"本草考辨经验和风格，其本人也被誉为本草研究的泰斗。尚志钧在校注《神农本草经》时，首先理顺了其文献源流。尚志钧认为，《汉书·艺文志》没有记载《本草经》，因此定《本草经》成书东汉。到了后期《隋书·经籍志》记载《神农本草经》有6种，《本草经》有9种。陶弘景将诸经中《本草经》文加以总结，收入《本草经集注》中，以朱笔书

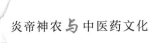

写，定为《本草经》文。他以《本草经集注》为分界点，把在《本草经集注》以前多种《本草经》称为"陶弘景前的《本草经》"，收载于《本草经集注》中的称为"陶弘景总结的《本草经》"，存于历代主流本草专著中。经过勘比考订，陶弘景以前的《本经》，在内容上有产地、生境，有药物性状、形态、生态，有采收时月、剂型，有七情畏恶等，且含有名医增补的内容。陶弘景总结的《本经》原有产地，但无药物性状、形态、生态，没有七情畏恶等内容。因此，其推论现存的《证类本草》白字，向上推溯，是由陶弘景综合当时流行多种《本草经》的版本而成，后世从《证类本草》白字所辑的多种《本草经》，其实文字是陶弘景整理的，并非原本《本草经》。尚氏所辑校的版本药物条文、内容、取材论断均甚得法，资料搜集甚广，并务求其本源，亦可一读。

第六章

《神农本草经》的药物成就

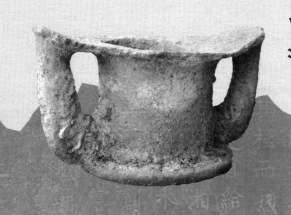

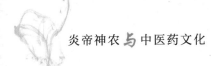
第一节｜药物实践

　　"神农尝百草"的故事在中华大地上流传已久。相传，神农有一个如水晶般光亮透明的肚子，吃的东西在身体内无论发生什么反应，此物有毒无毒、有什么特殊功效，都可以明确地看到。就这样，神农"尝百草之滋味，水泉之甘苦，令民知所辟就。当此之时，一日而遇七十毒"（《淮南子·修务训》）。"一日而遇七十毒"的"尝药工作"多么艰险，但神农却有解毒的宝物——茶叶，神农每次中毒后用茶叶解毒。就这样，神农"尝百草"尝出了很多药物的药性和功效，也试出了很多药物的毒性。直到有一天，在一处向阳的山坡上，神农见到一种叶片相对而生的藤，藤上开着淡黄色的小花，他像往常一样摘了几片嫩叶放到口中品尝，谁知这次出了意外，几片嫩叶刚被咽下就毒性发作，神农急忙伸手去掏解毒的茶叶，可是还没来得及掏出，他的肠子已经断成一截一截的了。不出几分钟，这位华夏民族的伟大祖先就断送了性命。让神农断肠而死的便是被后人称为"断肠草"的植物。

　　这就是"神农尝百草"的传说，这个传说背后有怎样真实的故事呢？在原始蒙昧的时代，由于食物的匮乏及对药物的无知，每天都挣扎在饥饿与疾病中的祖先们是怎样艰辛地与大自然搏斗，牺牲了多少生命才一点点积累下这些宝贵的药学知识呢？"以身试药"绝对不止在"神农尝百草"的传说里，它是那个时代真真切切每天都发生的事情，是祖先们用自己的身体和生命在"尝药"，幸运的时候尝到的"药"治好了自己的疾病，不幸的时候则中毒而亡，甚至没有所谓的解药。就这样，日复一日年复一年，在漫长而艰难的日子里，人们想到了"神农"，多么希望有这样一位神奇的人啊，他有透明的肚子，可以将药物的反应看得一清二楚；他有解药的法宝，可以在危难时解救自己；他那么睿智，那么无私，那么充满力量，带领着大家寻找食物，探索药物，奔向充满希望的明天。

当今天我们坐在宽敞的书桌前翻开《神农本草经》这本假托神农实为若干医家集体创作的，也是现存最早的药学专著，你是否真正读懂了它？这本书载药 365 味，其中绝大部分药物是现在的常用药，该书对这些药物的药性、功效、应用的论述绝大多数至今仍朴实有验。如书中记载的麻黄治喘、黄连治痢、车前子利水、茵陈退黄等；书中对药物配伍关系的探讨——"七情"一直沿用至今，甚至可用来涵盖西药的配伍关系，从未被取代；书中还论述了四气五味、有毒无毒、法度、辨证用药、服药方法及丸、散、膏、酒等多种剂型，并对中药的产地、采集、贮存、真伪鉴别等方面做了介绍。《神农本草经》中记载的点点滴滴无一不是古代先辈们一代代不断实践总结出来的宝贵药学知识，是无数的生命与牺牲换来的经验或教训。透过它，可以了解到那个时代的艰辛，感受到先辈们的执着，看到中医药学最开始的艰苦实践，触到这份沉甸甸的无比珍贵的来自古代人民的药学礼物。

一、所载药物"古朴有验"

《神农本草经》是东汉以前医药学家和民间的用药经验的系统总结，其在介绍每味药物时，都会详细写明所适用的病证。专业医药人士阅读《本经》，就会发现在那个时候人们认识总结出的疾病种类已十分广泛，包括内、外、妇、儿、伤、五官等科。对于疾病的用药，它将各主要病证一一列举，并指出"此大略宗兆，其间变动枝叶，各宜依端绪以取之"，各个病症须根据这个线索来寻找相应的药物。并提出"治寒以热药，治热以寒药……各随其所宜"。"治寒以热药"，如：附子性大热，可"温中"，主"寒湿踒躄"；干姜性热，可"温中止血"等。"治热以寒药"，如：知母性寒，"主消渴热中"；连翘性微寒，"主寒热，结热"等。这就是所谓的"对证下药"。

各药有其偏性，中医治病利用药物偏性"以偏纠偏"，古人言"兵来将挡，水来土掩"，只有做到"各随其所宜"，才能实现"药到病除"。又言"若用毒药疗病，先起如黍粟，病去即止"。《本经》虽提出"鬼疰、蛊毒以毒药"的"以毒攻毒"之法，但也同样指出，毒药治病用量须谨慎，中病即止，不可过多服用，体现了用药的科学性与严谨性。

前面提到，《本经》开创了三品分类法，其在后世药物实践中提供了有效而可靠的思路。其将所有药物分为三类，针对不同的人群："欲轻身益气，不老延年者，本上经"，"欲遏病补羸者，本中经"，"欲除寒热邪气，破积聚愈疾者，本下经"。可见，自古以来人们对生命不息的追求从未停止，患病者希望痊愈，健康者盼望长寿，从《本经》寥寥几字仿佛就能看见千百年前的人们，为了繁衍生息，不断与已知的或未知的疾病抗争，这个过程缓慢而又艰难。在当时落后的环境条件下，这些"神农"们与"命数"展开了博弈，千百次的尝试，千百次的失败，但即使这是场逆风而行的冒险，他们也从未放弃对真理的追寻，他们坚信只要自强不息、勇敢拼搏，就可以把握自己的命运。

经过医学高度发达的现代临床实践和研究，已证明《本经》中的绝大部分药物疗效切实可靠，并且成为现代临床常用的药物。如治黄疸，书中共载8种治疗药物，其中的茵陈、黄芩、黄柏等一直沿用至今，仍为治疗湿热黄疸的要药。又如书中用麻黄平喘，也已为近代科学实验研究所证实：1887年，日本长井长义博士发现麻黄素，1924年我国药学家陈克恢博士又在大量临床病例中验证了其平喘作用。再如书中记载的黄连治痢，现代黄连及其提取物——小檗碱已被广泛用于治疗菌痢、肺结核、溃疡性结肠炎、肠伤寒、流行性脑脊髓膜炎等。此外，甘草解毒、常山截疟、柴胡治寒热邪气、雷丸杀虫、人参补虚等，都是中医药学的珍贵经验财富。也正是这些大量从实践中总结出来的宝贵经验，证实了《神农本草经》一书的科学价值。《神农本草经》不仅为我国古代的药物治疗学奠定了基础，还对后世的临床治疗产生了深远的影响，并为众多难以攻克的疾病提供了重要思路。

二、影响药物临床疗效的因素

检验药物好坏的标准无疑是临床疗效，哪些因素会影响药物的疗效呢？根据长期的药物实践，《神农本草经》明确提出药"阴干暴干，采造时月生熟，土地所出，真伪陈新，并各有法"。《本经》高度概括了药物的加工方法、采收时节、成熟或未熟、新鲜或陈旧都应有所区分讲究，这些都与药物的临床疗效密切相关。

1. "道地药材"的概念雏形

中药的来源大部分是植物，植物的生长需要适宜的自然条件，我国幅员辽阔，地理和气候条件复杂，生态环境各地差异较大，自然环境条件的不同是否会影响药物的疗效与作用呢？勤劳细心的先辈们在不断的实践中给出了答案——不同的环境影响药材的质量和药用效果。《神农本草经》首次记载了药物的生长环境，例如：大黄生河西，甘遂出中山，藜芦生太山，乌头生朗陵……后来人们把在特定自然条件和生态环境的区域内所产的药材称为"道地药材"。如四川的川芎、川乌，江苏的薄荷，河南的地黄、山药、牛膝，东北的人参、五味子，云南的三七、茯苓，山东的阿胶等，都是道地药材。《神农本草经》对道地药材的认识源于实践，又被各代中医药学家的实践所不断验证并发展，逐步开垦出优质的中药资源宝库，影响持续至今。

2. "采造时月"的经验

《神农本草经·序录》中提到"采造时月"，即点明了药物当应时采集，印证了《素问》中"司岁备物"的理念。在不同的生长发育阶段采收的植物药，药用价值差异甚大，加之入药部位又有根、茎、叶、花、果，甚至果肉、果核、果壳、果皮的分别，采收更是大有讲究，且有时不同入药部位或

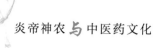
同一入药部位不同时间的采摘均可影响药效。如青皮和陈皮，虽同来源于橘的果皮，属于同一植物的同一入药部位，但因采收时间不同，其功效相异。青皮应于7—8月采摘未成熟的果皮，陈皮则须待果实成熟后再采其果皮。青皮较陈皮峻猛，善行脾胃、肝胆之气；陈皮缓和，善行脾胃、肺部之气。有趣的是，《本经》中并未提及青皮，它首次提出于《本草图经》，由此可见，《本经》理论的实用性和先进性为后世新药物的发现开辟了新方向。

3. "阴干暴干"的智慧

中药的炮制是指中药在应用或制成各种剂型前，根据中医药理论，依照辨证施治用药的需要和药材自身性质，以及调剂、制剂的不同要求，进行必要的加工处理的过程。大多药物是要口服的，就需要关注其洁净程度、味道是否能被接受，其毒副作用是否较大。此外，炮制还可缓和药物性味、增强药物疗效、方便制剂等。《神农本草经》中所说的"阴干暴干"及"宜水煮者，宜酒渍者，宜膏煎者"皆属于炮制。中药炮制发展至今已有了成熟的体系，药物加工方法有挑、拣、刮、刷等纯净处理，有捣、碾、锉、磨、水飞等粉碎处理，有切、铡等切制处理，称为修治，有用水洗、淋、泡漂、浸、润等水制法，还有炒、炙、煅、煨、烘焙等火制法，另外还有煎、蒸、熬、淬等水火共制法。此外，还有制霜、发酵、发芽等方法。这些方法都源于《神农本草经》中的药物加工内容。如乌头"其汁煎之，名射罔，杀禽兽"，即烘干其汁可用来杀飞禽走兽。通过这些方法的指引，不仅可以发掘出新药材的用法，还能研究出同一药材在不同制法下的不同功效，甚至可以将以前发现的有毒药物"变废为宝"，为中药在实践方面的发展创新做出了巨大贡献。

4. "宜丸宜散"的讲究

《神农本草经》中记载："药性有宜丸者，宜散者，宜水煮者，宜酒浸者，宜膏煎者，亦有一物兼宜者，亦有不可入汤、酒者，并随药性，不得违越。"可以看出，早在两千年前中药的制剂理论已经成熟，并且在实践上已有了丰富的经验。如今，此理论技术已成为中药学的重要分支——药剂学，有着独特的价值。古代医家们根据药物性质的不同，创造出了不同的药物剂型及制药方法，如葡萄"可作酒"、白芷"可作面脂"、竹叶"做汤"、露蜂房"火熬之良"等。说明药物在具体应用时应根据需要制成不同剂型，才能发挥出治疗效果。一般来说，汤剂中药物气味转化迅速，但同样退散得也迅速，只适合急症、表证、实证的治疗；丸、散、膏剂中药物气味转化缓慢，持续时间长，适用于缓症、虚证、里证；苦寒药酒制，可缓和苦寒之性；活血药酒制，可增强并加速其作用，适用于疏通经络。至今药物制剂的发展都离不开《神农本草经》所创立的各种剂型及主旨。

5. "服药时机"的选择

《神农本草经》对于服药时间早已有初步且准确的认识，总结出了服药时间与药效的关系。书中提出"病在胸膈以上者，先食后服药；病在腹以下者，先服药而后食；病在四肢血脉者，宜空腹而在旦；病在骨髓者，宜饱满而在夜"，即在认真辨识疾病部位的基础上，总结出不同病情、病位的服药时间规定，经过不断的发展，至今人们称之为"时间治疗学"，其内容更加广泛，但都源于《神农本草经》首先提出的服药时间规则和经验。

三、药物的配伍实践——"七情"

《神农本草经》记载，药"有单行者，有相须者，有相使者，有相畏者，有相恶者，有相反者，有相杀者。凡此七情，合和视之……"称为"七情和合"，是中药配伍的基础。按照病情的不同需要和中药的药性特点，有选择地将两种或两种以上的中药配合在一起应用，称作中药的配伍。人们在长期的药学实践中发现，不同的药物配合使用可以呈现不同的效果，或增效或减毒，或减效增毒。《神农本草经》将单味药的应用及药与药之间的配伍

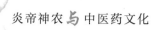

关系，总结为七个方面，称为中药的"七情"，它包括单行、相须、相使、相畏、相杀、相恶、相反七个方面。

1. 单行

指单用一味中药来治疗某种病情单一的疾病。对于病情比较单纯的病证，往往选择一种针对性较强的中药即可达到治疗目的。在许多古方中亦有印证：如独参汤，即重用人参一味药，治疗元气虚脱的危重病证；清金散，单用一味黄芩，治疗肺热咳嗽；再如马齿苋治疗痢疾，夏枯草膏消瘿瘤，益母草膏调经止痛，鹤草芽驱除绦虫，柴胡针剂发汗解热，丹参片治疗胸痹、心绞痛等，都是行之有效的治疗方法。

2. 相须、相使

是临床常用于提高药效的配伍方法。相须是两种性能功效类似的中药"强强联合"，亦即常说的"药对"。如麻黄汤中麻黄配桂枝，能增强发汗解表的作用；四逆汤中附子配干姜，以增强回阳救逆的功效，故有"附子无姜不热"之说；二陈汤中陈皮配半夏，加强燥湿化痰的功效。相须配伍构成了复方用药的配伍核心，是中药配伍应用的主要形式之一。相使指在性能功效方面有某些共性，或性能功效虽不相同，但是治疗目的一致的中药配合应用，以一种药为主，一种药为辅，两药合用，辅药可以提高主药的功效。如枸杞子配菊花治目暗昏花，枸杞子为主、菊花为辅，以增强枸杞子的补虚明目作用；黄连配木香治湿热泻痢，黄连为主、木香为辅，以增强黄连清热燥湿的功效。相使配伍药一主一辅，相辅相成，辅药能提高主药的疗效。

3. 相畏、相杀

虽被分开而论，实则没有本质的区别，相畏是指自身的毒副作用受到对方的抑制，相杀是指自身能消除对方的毒副作用，相互之间为主被动关系，是同一配伍关系的两种不同提法。有很多药物在临床有效的同时，也有较强的毒副作用，为了保证安全用药，自古医家在配伍时都离不开《本经》设立的相畏相杀原则，此规则也可用于有毒中药的炮制及中毒解救。相畏如半夏畏生姜，即生姜可以抑制半夏的毒副作用，生半夏对口腔、喉头、消化道有强烈的刺激性，古人形容"戟人咽喉"，令人咽痛音哑，用生姜炮制后获得的姜半夏，其毒副作用得到缓解；又如甘遂畏大枣，即大枣可抑制甘遂峻下逐水、损伤正气的毒副作用。相杀如生姜杀半夏、羊血杀钩吻毒、金钱草杀雷公藤毒、麝香杀杏仁毒、绿豆杀巴豆毒、生白蜜杀乌头毒、防风杀砒霜毒等。

4. 相恶、相反

是中医配伍用药的禁忌。相恶是因为中药之间产生了"不和"，于是相互对抗，造成其中一种中药药效被抵消或减弱；相反则是中药相互"狼狈为奸"，以至于增强毒性反应或产生强烈的副作用。相恶如人参恶莱菔子，莱菔子能削弱人参的补气作用；生姜恶黄芩，黄芩能削弱生姜的温胃止呕作用。相反如甘草反甘遂、贝母反乌头等。

综上可见，两千年前的医家已对药物配伍的规则有了深刻的认识，并在实践方面运用熟练，《本经》提出的"七情"配伍，一直作为基础理论支持着后代医者和中医药学者在处方用药上的研究与开拓，是而后方剂的基本准则。名医们之所以能对药物配伍运用得心应手，皆因对"七情"规则的熟练掌握。时至今日，关于药物配伍关系的讨论仍可用"七情"理论涵盖，足可见《本经》的智慧。"七情"规则虽是一种条框约束，包含了种种用药限制与禁忌，但在能够深刻理解的人眼里，它更是一把劈开洪荒的巨斧，扶持着世世代代的医家探寻开辟中医药的崭新道路。

四、丰富的药物养生实践

《神农本草经》的养生观以长生不老为最高目的，用阴阳五行学说总结药物实践经验，指导养生，并已涉及食疗、美容、精神治疗等诸多方面，但

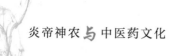

其中也有许多用药带有当时的落后思想。《神农本草经》对矿物药的推崇导致魏晋服石风气的盛行，但矿物药如朱砂，虽在《本经》中被列于上品第一味，实则其中含有的汞成分有大毒，即使入药也不可大剂量、久服。然而当时，由于人们的蒙昧无知，追求长生不老、修道成仙愿望迫切，不仅没能益寿延年，反而深受其害，大多中毒而亡。直到后来，受隋唐医家抵制，服石之风才逐渐停歇，对长生不老的追求也得到了正确的看待。唐以后道士们既而转向服食草本丹药以求延年，是当时对《神农本草经》养生思想深刻反思后的继承和发展。

《本经》中所载的许多药物，尤其"上品"药，同时又可作食物长期服用，不但可以健身却病，还可达到"轻身不老""不饥延年"的效果，即扶正祛邪的作用，是食疗本草康复治疗的典范。这类中药不仅味道好，还有丰富的营养，可使身体轻健灵活，防止早衰，还能提高机体的抗病能力，防止疾病的发生，是入药膳的好材料。现在常用的枸杞子、人参、麦冬、玉竹、莲子、山药、大枣、肉桂、蜂蜜、甘草、鹿茸、茯苓、桂圆、黑芝麻、天麻、菊花等，均源于《本经》所说的"上品"。如书中所载：枸杞子"久服坚筋骨，轻身不老"，鹿茸"生齿不老"，柏子仁"久服令人润泽美色，耳目聪明"，生地黄"填骨髓，长肌肉"，等等，都是从不同角度对抗衰老的药物。再如石斛"补五脏"、菊花"利气血"、杜仲"益精气"等，均是针对不同病机养生。中品药为臣，可"养性以应人"，113味药中有17种可"轻身延年"，4种可美容养颜，如白芷，内服可"长肌肤，润泽"，外用可"作面脂"，合欢可调节情志，令人"无忧"。下品药"多毒，不可久服"，故大多无养生作用，仅在核桃仁一药中有"令人好颜色"的描述。

《本经》的药物养生实践也是药膳的起源。药膳是在中医学、烹饪学和营养学理论指导下，严格按药膳配方，将中药与某些具有药用价值的食物相配，采用我国独特的饮食烹调技术和现代科学方法制作而成的具有一定色、香、味、形的美味食品。这在传统医学中是一个不可忽略的重要部分，并且，在中医学不断普及和发展的现代，越来越广泛地被人们认识并运用到养生保健中。冬季寒冷，鸡汤里加入当归、党参、红枣，滋补暖身；夏季燥热，排骨佐以牛蒡和鲜淮山药煲汤，生津清火，养心又益气；经期腹痛难忍，羊肉汤中添入当归、生姜，养血又暖胃；喜爱甜品，闲暇时喝一碗银耳莲子雪梨羹，甘甜美味又养颜。药膳搭配灵活多变，人们对生活的热爱迸发了许多奇思妙想，使药物和美食可以兼得，在享受中补益身心。

1992年，我国学者王者悦编写的《中国药膳大辞典》成为一部全面研究中医药膳的大型工具书，包括了从先秦至现代的文献及一些可靠的民间验方，具有较强的实用性和科学性。人们对这部书中使用频率超过100次且属于《神农本草经》记载的24味药（枸杞子、大枣、甘草、人参、山药、茯苓、黄芪、薏苡仁、陈皮、川芎、地黄、杜仲、白术、菊花、龙眼肉、干姜、石斛、丹参、麦冬、肉桂、莲子、肉苁蓉、山茱萸、当归）进行了性味归经、临床应用、活性成分及药理作用研究。首先，是性味归经及临床应用情况。人们发现，这24味中药中，上品药有20种，中品药4种，无下品药，可见其有足够的安全性。其中三分之二药物的药性都为"平""温"，长久食用补益而不过，无壅滞之虞，多具有补气养血、温里散寒的功效。其中四分之一为寒凉之品，可清热养阴，活血利水。又有极少数大热之品，如肉桂、干姜，主要用于调味，不取其性味使用。其次，是常用中药的化学成分及药理作用。这24味均为植物药，且含有多糖的成分，具有抗自由基氧化、降糖脂、抗肿瘤及提高免疫力的作用。其中枸杞子、石斛、茯苓中的多糖物质已被广泛用于恶性肿瘤的防治；半数以上的药物还含有黄酮成分，对心脑血管疾病有显著的防治效果；而丹参、莲子等含有的酚酸类物质则具有抗癌的功效；人参、甘草等含有的皂苷类成分具有抗病毒、抗菌、调节人体免疫功能的作用。

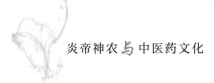

2017 年，党的十九大报告明确指出要"实施健康中国战略"。随着人们对养生保健需求的提高，中药药膳有很大的发展潜力和进步空间。药膳的烹饪材料丰富，搭配多种多样，方法也是灵活多变，但其毕竟要用到具有一定偏性的药物，就表示它不同于一般食物，在烹饪时所用的剂量和方法都须按照一定的标准，尤其是厂家大规模生产的食品，必须严格遵循中药配伍禁忌，规范用料及制作工艺，如此才可使药膳向健康科学的方向蓬勃发展。

第二节 ｜ 三品分类

一、三品分类中的"君臣佐使"

"三品"最早见于《素问·至真要大论》，言药有善恶，有上中下之分。在《神农本草经》中详细论述了三品分类的原则："上药一百二十种为君，主养命以应天，无毒，多服久服不伤人，欲轻身益气，不老延年者，本上经。中药一百二十种为臣，主养性以应人，无毒有毒，斟酌其宜，欲遏病补赢者，本中经。下药一百二十五种为佐使，主治病以应地，多毒，不可久服，欲除寒热邪气，破积聚愈疾者，本下经。"由此可见，《本经》主要依据"益寿""祛疾"的功效和毒性的强弱将药物分为上、中、下三品，因此这种分类方法称为三品分类法。

三品分类法提出的"君臣佐使"在国家官系等级层次中分别对应君主、臣僚、僚佐、使者，这四种不同等级的身份发挥各自的作用，维护国家社会的稳定。"君臣佐使"运用在中药分类中，不同品级的药物具有不同的功效，根据疾病适当地运用药物进行治疗，保持身体健康或延年益寿。需要注意的是，药物虽然分为上、中、下三品，但并不是上、中、下三等，凡能治病疗疾的药物皆为良药。而在方剂的研究中，"君臣佐使"是重要的配伍原则，与《本经》中所提及的"君臣佐使"有含义上的区别。《黄帝内经》记载："主病之谓君，佐君之谓臣，应臣之谓使，非上下三品之谓也。"君药，是针对主病或主证的药物；臣药，是辅佐君药加强治疗主病或主证的药物，是针对兼病或兼证起治疗作用的药物；佐药，是协助君、臣药以加强治疗作用，制约君、臣药峻烈之性，还能根据某些病证之需，配伍少量与君药性味或作用相反而又能在治疗中起相成作用的药物；使药，是能引方中诸药达病所，调和诸药作用的药物。中药处方按照君臣佐使的组方原则进行配伍，能最大限度地使每味药物与病证相宜之药力得以充分表达。王冰注《黄帝内经》曰："上药为君，中药为臣，下药为佐使，所以异善恶之名位。胶饵之道，当为此法。治病之道不必皆然，以主病为君，佐君者为臣，应臣之为佐，皆所以赞成方用。"可见，《本经》中记载的君臣佐使是针对药物的功效，而《黄帝内经》所述的君臣佐使是针对具体疾病，需灵活变通。例如人参败毒散中，人参为上品药，但人参并不是治疗疾病的君药，而是佐药，扶助正气以鼓邪外出。

二、三品分类中的"天地人"思想

三品分类法充分体现了中国古代三才（材）的哲学思想。三才（材）即天、地、人。《易·系辞下》云："有天道焉，有人道焉，有地道焉。兼三才而两之，故六。六者非它也，三才之道也。"《易·说卦》中解释三才（材）之道："是以立天之道，曰阴曰阳；立地之道，曰柔曰刚；立人之道，曰仁曰义，兼三才而两之，故《易》六画而成卦。"大意为构成天、地、人的都是两种相互对立的因素，如阴阳、刚柔、仁义。而卦是《周易》中象征自然现象和人事变化的一系列符号，以阳爻、阴爻配合而成，"兼三才而两之"

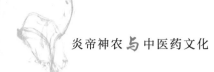

即三个爻组成一个卦。将三才（材）之道推之于药的品性则有"应天""应人""应地"之说，陶弘景在《本草经集注》中解释："上品药如天道仁育，故云应天；中品药如仁怀性情，故云应人；下品药如地体收杀，故云应地。"由此可推断，三品分类是按照天、地、人三才（材）之性而确立的，这也是象数思维取类比象在本草学中的运用。

三、药物的功效以及毒性是分类的核心

三品分类方法的核心思想在于重视中药功效和安全性，故按照"益寿""祛疾"和有毒无毒分为上、中、下三品。依《神农本草经》言，上品药物"主养命以应天"，即服用上品药物能够强身健体、延年益寿，可用于预防疾病、保健养生。如人参能补益元气、复脉固脱、生津养血、补脾益肺、安神定志，久服可轻身延年；阿胶能补血止血、滋阴润燥，久服可轻身益气；黄芪为补气要药，能补气升阳、益卫固表、生津养血。中品药物"主养性以应人"，即中品药物可选择性地补益或治疗疾病，其中有些药物能够补虚扶正。如当归可以补血活血、调经止痛、润肠通便，为补血圣药；鹿茸可以补肾壮阳、强筋健骨、益精血、调冲任，宜用于肾阳亏虚、精血不足。而有些药物能够祛邪疗疾，如麻黄为"伤寒发表第一要药"，善于宣肺气、开腠理、透毛窍，发汗力强，宜用于感受风寒、腠理密闭无汗的外感风寒表实证；黄连清热燥湿、泻火解毒力强，常用于治疗湿热泻痢、呕吐，善于清泻心火。下品药物"主治病以应地"，即下品药物主要用于治疗疾病、除寒热邪气、破积聚。如附子能回阳救逆、补火助阳、散寒止痛，为"回阳救逆第一要药"；半夏能燥湿化痰、降逆止呕、消痞散结，为治疗寒痰之要药，尤善治脏腑之湿痰。

《神农本草经》还依据药物的有毒无毒进行三品划分。上品药物"无毒，多服久服不伤人"，如书中记载远志"味苦，温。主咳逆伤中，补不

足，除邪气，利九窍，益智慧，耳目聪明，不忘，强智倍力。久服，轻身、不老"，五味子"味酸、温。主益气，咳逆上气，劳伤羸瘦。补不足，强阴，益男子精"。中品药物"无毒有毒，斟酌其宜"，用药时需明确哪些药物有毒，哪些药物无毒，毒性的大小程度如何等，再根据疾病斟酌使用，如厚朴"味苦，温，无毒。主中风、伤寒、头痛、寒热，惊悸气，血痹死肌，去三虫"，石膏"味辛，微寒。主中风寒热，心下逆气，惊，喘，口干舌焦，不能息，腹中坚痛；除邪鬼；产乳；金创"。下品药物"多毒，不可久服"，需谨慎使用，如大戟泻水逐饮力强，但具有毒性，附子虽有"回阳救逆"之效，若内服过量或炮制、煎煮方法不当，可引起中毒。

《神农本草经》记载的药物功效与毒性是从实践中归纳总结而得，大多朴实有验。但由于时代的局限性，对一些药物的认识并不深刻与全面，存在着一些错误。如某些朝代，道士认为炼丹能够使人长生不老，受到帝王将相、士大夫阶层追捧，故将丹砂、石胆、水银等炼制丹药的原材料均归为上品药。贵族们花大量金钱请道士炼制，因此丹药变得越发珍贵，所以亦将这类丹药列为上品。但实际上，这些丹药均具有不同程度的毒性，久用不但不能延年益寿，反而会引起中毒。《神农本草经》还将一些现在看来无毒的药物（如贝子、豚卵等）归为有毒的下品。

四、三品分类法对后世药物分类的影响

随着中医药的不断发展，中药的种类日益丰富，中药的分类显得越发重要。在中药学的发展史上涌现出多种药物分类方法，如三品分类法、自然属性分类法、"诸病通用药"分类法、综合药效分类法等，而作为现存最早的本草专著，《神农本草经》首创的三品分类法可追溯为中药学最早的分类法，在中药分类法中占据重要的地位，一直被后世认可和沿用。

魏晋南北朝时期陶弘景撰写《本草经集注》，该书共七卷，载药730种。

其在"序例"部分，对《神农本草经》进行逐一注释，并增加了大量药物的记载，是魏晋南北朝时期最具代表性的本草学著作。《本草经集注》在药物分类方面，不仅保留了《神农本草经》的上、中、下三品分类方法，还首创了药物的自然属性分类法。自然属性分类法是按照药物来源的自然属性进行分类，《本草经集注》将药物分为玉石、草木、虫兽、果、菜、米食及有名无用七类，并以此七类为纲，每一类药物（除有名无实外）又细分为上、中、下三品。这是以药物的属性为一级分类，以三品药性为二级分类的方法，这种分类方法较传统的三品分类更为完善，体现了药物的种类、属性，使人们对中药的认识更加深刻。在此分类法中，三品分类仍占重要地位，但又有对三品分类法的创新。《本草经集注》另首创"诸病通用药"的分类方法，对认识药物功效及临证处方产生了重大影响。"诸病通用药"分类法，以病症为纲，列出治疗风眩、伤寒、大热、消渴、呕吐、痰饮、心烦等81种病症的主要药物，对后世的分类方法也具有重大影响。

尽管陶弘景首创自然属性分类法和"诸病通用药"分类法，但直到金元时期，修订本草著作依然保留用三品分类法对药物进行归类。隋唐时期的《新修本草》将850种药物分为玉石、草、木、兽禽、虫鱼、果、菜、米谷、有名未用9类，各类又分为上、中、下三品。明代李时珍《本草纲目》中记载药物分类"不分三类，惟逐各部，物以类聚，目随纲举"，其中以部为"纲"，以类为"目"，共分为水、火、土、金石、草、谷、菜、果、木、器服、虫、鳞、介、禽、兽、人16部，各部按"从微至巨、从贱至贵"又划分为60类。《本草纲目》中药物的分类方法摆脱了固有的上、中、下分类，是当时世界上最先进的分类方法。明清时期受《本草纲目》药物分类的影响，大多数本草著作的药物分类仿照《本草纲目》，但少数本草著作仍然沿用三品分类法，如张志聪的《本草崇原》、邹澍的《本经疏证》等。

五、三品分类法的意义

1. 便于对中药材的管理

《神农本草经》共载药 365 种，通过三品分类法，将药物分成上、中、下三品。其中，上品药 120 种，中品药 120 种，下品药 125 种。对药物进行归类，能够清楚了解药物的属性，便于对药物进行管理。如对于珍贵的上品药，则严格控制用量，避免浪费；对于某些具有毒性的下品药，在临床上应斟酌使用。《神农本草经》只记载了 365 种药物，但我国中草药分布广、数量多，《神农本草经》里的药物仅是冰山一角。面对如此丰富的中草药资源库，如不进行分类管理，则会出现乱用药材、浪费药材的现象，不能使药物发挥良好的临床疗效。《神农本草经》之后出现的本草经著作，随着药物数量的增加，对药物的分类更加详细精准。所以，三品分类法对药物的管理具有积极的作用。

2. 对药物功效应用认识的一次飞跃

早期的一些著作对药物进行了简单的分类，如分为植物药、动物药、矿物药。《周礼·天官》中记载"五药养五民"，这里的"五药"，汉代郑玄注为草、木、虫、石、谷。《神农本草经》的问世，从功效对药物进行分类，是从药物的自然属性进行分类的一次升华和飞跃。从药物的功效分类说明古人对药物的认识更进一步，是对药物知识的扩充，有利于中医药进一步发展。如对人参的认识，从一味植物药发展到具有补元气、复脉固脱、补脾益肺的功效。可以说三品分类法是中医药学早期发展的里程碑，映射出当时人们对药物功效应用等知识的巨大进步。如半夏具有燥湿化痰、降逆止呕的功效，可用来治疗寒热互结的心下痞；白头翁具有清热凉血止痢的功效，用于下利脓血、里急后重的热毒痢疾。从药物性能的认识到对药物功效的了解，是药物认识历史中一次成功的飞跃与质变。

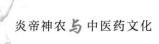

3. 用于指导临床药物的用量

三品分类原则中描述上品药物药性平和，具有强身健体的功效，可以久服，对于这类安全又有效的药物，在临床运用时剂量可稍大，周期也可稍长，甚至可作为药食同源的保健品，如阿胶、石斛、枸杞等。下品药物毒性峻烈，在临床上需严格控制剂量，中病即止。一些毒性猛烈的药物，生品禁用，需经过炮制后使毒性降低才能用于临床，如巴豆、附子、甘遂等。三品分类法对临床合理使用药量具有指导作用。

第三节 | 性味别药

古人把药物与疗效有关的性质和性能统称为"药性"，即药物性质和功能的总和。目前所知尚存古籍中最早出现"药性"二字的当属《神农本草经》。《神农本草经》以四气五味、有毒无毒等概括药物的性能，且都基于"格物穷理"的实践精神，通过"仰观天之六气，俯察地之五行，论草木、金石、禽兽之行，而合于人之五脏、六腑、十二经脉"。受宇宙整体观和朴素的阴阳五行学说支配，提出了中药的基本性能，并指出"不得违越"。

《神农本草经》（简称《本经》）是现存最早的本草学经典，第一次对365种药物进行了系统的总结，其在序例中首次明确提出了"药性"一词，同时对"四气""五味""毒性"等概念进行了阐释，全面系统地总结了本草学的基本理论知识，初步建立了药性理论体系。《本经》还对其所载的每味药物的各项药性都一一说明，开创了本草学的体例模式。

《本经》所载的药物性能和应用不仅反映了当时的用药实践和治疗实

践，且大多数的药物在将近 2000 年后仍使用不衰，如常山截疟、麻黄平喘、苦楝驱虫、乌头止痛、阿胶止血、黄连治痢、海藻消瘿、汞治疥疮、甘草解毒、大黄泻下等，其效果在屡次实践中被证明良好，是世界上最早、最准确的记载，至今临床中常用和比较常用的药物仍有约 260 种是《本经》中所记载的，占 365 种所载药物的 71%。

《本经》序例言："药性有宜丸者，宜散者，宜水煮者，宜酒浸者，宜膏煎者，亦有一物兼宜者，亦有不可入汤、酒者，并随药性，不得违越。"该条文虽然仅就药物的用法而论，但事实上这里的"药性"指的是整个药物的作用性质，即应包含序例中所有的药性知识内容，如阴阳配合、四气、五味及有毒无毒等本草学的基本理论。

一、药有四气

中药四气，又称四性，现通常指中药的四种属性，即寒、热、温、凉，源自阴阳思想，可以看作阴阳在药物性味中的具体化。《本经》序例第一次明确将四气归于药性："药……又有寒、热、温、凉四气。"除了在序例中提纲挈领地提出了四气的概念外，"四气"理论还被提炼到了实际的药物之中，《本经》所载的每一味药几乎都载有寒热属性，即"一药一性"。自此，四气被确立为中药药性中必备和首要的内容，同时奠定了中药性味理论的基石。

《本经》之所以选择"四气"来描述药物的寒热属性，是有深刻的理论和历史依据的。中医药理论在诠释医理时大多采用"取象比类"的方法，而早期的中药药性理论也不例外。"四气"最早见于西汉《礼记·乐记》："奋至德之光，动四气之和，以著万物之理。"孔颖达疏："动四气之和，谓感动四时之气，序之和平，使阴阳顺序也。"这里的"四气"意指春、夏、秋、冬四时之温、热、冷、寒四气。中药药性理论将四季气候的变化抽象

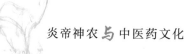

化，并与药物作用类比和相互联系，是"四气"理论产生的依据之一。与此同时，"四气"理论也遵照了先秦时期"以阴阳为纲，一分为二"的哲学思想，认为药有阴阳，故将药物的属性分为阴（寒凉）、阳（温热）两大类，而"阴中有阳，阳中有阴"，每类又可以进一步分为阴和阳，即在阴中分出寒和凉，在阳中分出热和温，从而作"四气"论，来表达药物寒热属性的不同层次。

四气是一种抽象的药物属性，反映了人体对药物的阴阳盛衰、寒热变化的作用倾向，与人们味觉上所能感受的"有形"五味相对而言，四气属阳，五味属阴，此即"阳为气，阴为味"（《素问·阴阳应象大论》）之意。而事物的阴阳属性是可分的，"阳中有阴，阴中有阳"，所以属阳的药物根据寒热温凉之性还可再分阴阳。温性、热性为阳，凉性、寒性属阴。热甚于温，寒甚于凉，只是程度上的区别。就温热而言，通常还有微温、温、热、大热的不同量级；寒凉又有凉、微寒、寒、大寒的不同量级；如果在性质上没有寒热温凉的明显性质差异，那么就用"平"来标志其性质。

四气的确定，以临床实践为基础，药物疗效为根据，所治病证的寒热为前提。凡是能减轻或者消除热性病证的药物，认定其为寒性或者凉性，如石膏、黄芩、黄连、连翘、金银花等；凡是能减轻或者消除寒性病证的药物，认定其为热性或温性，如附子、干姜、乌头、黄芪等。

实际上，《本经》正文部分对药物四气的阐述有多种描述：大热、温、微温、平、微寒、寒。有学者以森立之辑本为依据，对《本经》中四气的记载进行了统计：森本共计药物357种，注明为大热的1种，温79种，微温20种，平131种，微寒26种，小寒1种，寒99种，以平、寒、温药物居多，但因为大热药仅1种，所以一般认为《本经》中有温、微温、平、微寒、寒5种药物气性，相对于"寒热温凉"的说法略有出入，即未提及凉性，而多一平性。平性药指寒热界限不是很明显、药性平和、作用较缓和的一类药。

它最早见于《本经》，虽然《内经》中并未提及，但《本经》所载药物属平性者占全书药物的约三分之一之多，因此是不可忽视的药性之一，可以说，平性是《本经》在《黄帝内经》的理论基础上对四气理论的一种补充和完善。平性也被后世许多本草学著作沿用，并不断得到完善和发展，影响深远。

可见，《本经》真正将中药四气理论具体化到了实际药味当中，使四气成为中药药性的必要内容，从而奠定了中药性味理论的基础。同时指出"治寒以热药，治热以寒药"，成为后世临床用药的纲领和准则。

二、药分五味

所谓五味，本义指人们通过口尝而感受到的辛、甘、酸、苦、咸 5 种常见的味道。而药物的真实滋味不止 5 种，自古至今，在事物五行属性分类理论的影响之下，将药物之滋味统统纳于五味之中，并将涩味归入酸，淡味归入甘，以合药物五味的五行属性归类。

药物"味"之确定，最主要基于人们味觉感受到的真实滋味，绝大部分中药之味皆是如此。但也有一些药物之味是通过其临床效果推定的，如葛根、皂角刺并无辛味，但前者能解表散邪，常用于治疗表证，故根据"辛能散之"的理论，推导并进而确定其味"辛"；皂角刺能消痈散结，常用于痈疡初起，或脓成不溃而使之疡破脓出，因此根据功效标志其味"辛"。此外，磁石并无咸味，但因能入肾，潜镇浮阳，而咸味与肾之五行属性相同，故根据功效标定其味"咸"等。

可见，药物五味的认定标准有二：一是实有之滋味，二是凭功效定滋味。前者是大多数药物之味确定的依据，后者只占一小部分。

药食的五味理论起源很早，在现存最早的文献《尚书》中就已经有明确的记载，而后来的《周礼·天官》则更加明确地指出分辨五味的临床价值；

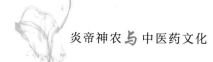
《黄帝内经》也从生理、病理、诊断、治则等方面全面地论述了五行配属五味、五脏的苦欲补泻及五味之害等诸多五味理论。然而，虽然当时的五味理论与医学相关，但它们主要用于食物治疗和养生保健，并未与药物有直接联系。但可以肯定的是，"五味"理论在东汉之前已经产生，这为中药五味的提出在理论上铺垫了道路。自东汉以来，《本经》第一次把药味的概念引入本草学中，产生了中药五味，并将其与四气、毒性等一并纳入中药药性理论范畴之中。

《本经》序例中明确指出"药有酸、咸、甘、苦、辛五味"。在正文中，更是结合了四气对每味药物的性味做了标注，从而简明扼要地阐释了单味药物的性味。如"知母，味苦寒""白芷，味辛温""郁李仁，味酸平"等。以森立之辑本357味药为例，包括酸味药14种，苦味药131种，甘味药78种，辛味药99种，咸味药35种，且在药名和性味之后再论述该药的具体效用、主治病症和毒性禁忌。

《本经》这种先阐释性味后说明功效的本草编纂体例和范式，被后世的历代主流本草著作所遵循和效仿，并在《本经》的基础上加以注释、增补或修改，一直沿用至今，从而奠定了五味在药性理论中的重要地位。

在《神农本草经》和《内经》的基础上，经过历代医药学家的共同努力，中药学五味理论有了更进一步的发挥，使五味理论进一步丰富和完善。具体论之：

1. 凡辛味之药，具有能散、能行之功效，因而有发散、行气、行血之作用，可治疗气血阻滞之证及外感表证。药物学中常将具有芳香气味的药物也标记"辛"，亦称之为辛香之气。此时"辛"既与味觉有关，又与嗅觉有关。并发现凡芳香、辛香之品不仅有能行、能散、能行气血之用，而且有开窍醒神、辟浊除秽之功。

2. 凡甘味之药，具有能补、能缓、能和之功效，因而有补益、缓急止痛、调和诸药、调和内脏的作用。如人参能大补元气，鹿茸能补益精血，饴糖能缓急止痛，甘草能调和诸药等。

凡淡味之药，在五味的五行属性归类中与甘同属土类，故曰"淡附于甘"。淡味之药能渗、能利，即此类药物具有渗利水湿的作用，多用于治疗水湿停聚之水肿、带下诸病。如猪苓、茯苓、薏苡仁、冬瓜皮、通草、车前子等，皆是如此。

3. 凡酸味之药，能收、能涩，即有收敛、止涩之功，多用于体虚多汗、久泻久痢不止、肺虚久咳、遗精、滑精、早泄、尿急、尿频、遗尿等。如山茱萸、五味子能涩精、敛汗，五倍子、诃子能涩肠止泻，乌梅能敛肺止咳等。

凡涩味之药，能收敛固涩，与酸味药的作用相似，因而将其归入酸之类。如龙骨、牡蛎能涩精，赤石脂、禹余粮能涩肠止泻，芡实能固精止带，乌贼骨能收敛止血、固精止带、抑制胃酸分泌而治疗反酸。虽然在五味的五行属性分类时酸与涩同属于"木"类，但酸不能等同于涩，如大多数酸味药能生津，故有"酸甘化阴"之说，这是涩味药所不能企及的。

4. 凡苦味之药，能泄、能燥。"泄"的含义很广泛，有意为"通泄"的，如大黄、芒硝能通便泻下，用于治疗热结大肠之便秘；有意为"降泄"的，如杏仁能降泄肺气，可用于治疗肺气上逆之咳嗽，枇杷叶味苦，除能降泄肺气治疗咳喘之疾外，还能降泄胃气，用于治疗胃气上逆之呕吐、恶心、呃逆、嗳气等；有意为"清泄"的，如栀子、黄芩清泄火热，用于火热上炎之神躁心烦、目赤肿痛、口舌糜烂生疮等。所谓"燥"，指苦味之药有燥湿作用，可用于治疗湿证。临床所见之"湿证"，又有寒湿和湿热之别，故凡苦味偏温之品，均可用于寒湿之证，如苍术、厚朴，即苦温燥湿；凡味苦偏凉、偏寒之药，均可用于湿热之证，如黄连、黄柏，即苦寒燥湿。在"肾欲坚，急食苦以坚之"（《素问·脏气法时论》）理论的启发下，后世的药物学

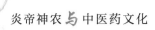

家们将其概括为"苦能坚阴",如知母、黄柏用于治疗肾阴亏虚、相火亢盛的痿证,或用于治疗肾中阴虚火旺、精关不固之遗精、滑精、早泄。今人多认为"苦能坚阴"是通过泻火(主要是虚火)间接达到"存阴"之"坚阴"效果。显而易见,"苦能坚阴"的本质与苦能清热泻火直接相关。

5. 凡咸味之药,能软、能下,指其具有软坚散结和泻下作用。临证治疗瘰疬、瘿瘤、痰核、癥瘕积聚等病证时,常选用海藻、昆布等消散瘿结的药物。鳖甲能软坚消癥,芒硝能攻坚如肠中燥屎等。

三、药的有毒与无毒

毒性是药物的自然属性之一,现代药物毒性指药物对机体的不良作用及损害性。而在先秦两汉时期,"毒"所包含的范畴更加广泛且具有相对性,即既可认为毒药是药物的总称,又可认为毒性是药物的偏性,还可认为毒性是药物不良反应的大小。如《素问·移精变气论》"毒药治其内,针石治其外",此处的"毒"即指药;再如《周礼·医师》"聚毒药以共事",郑玄注:"毒药,药之辛苦者",此处的"毒"指药物的偏性。但《本经》中的"毒"明显与这两者不同,全书所提及的"毒"均意指药物的不良反应,最接近中药毒性的现代含义。可以说,这是中药本草第一次将"毒"的范畴缩小并规范下来,从真正意义上明确地提出了有毒和无毒的概念,对中药毒性理论的建立具有重要意义。自《本经》后的本草著作皆遵循这一定义,凡类似"无毒""小毒""大毒"等记载都是对中药不良反应的描述,并一直沿用至今。

《本经》十分重视中药的毒性,将其作为构建中医药理论体系框架的重要指标,并进行了大量的运用,在理论的论述中对毒性也多有阐释。在中药分类中,《本经》将毒性作为三品分类的主要依据之一,认为"上药无毒""中药无毒有毒""下药多毒",从而将所载药物分为上、中、下三品,并根据每种药的毒性大小规定该药的服用时间和使用剂量，如"多服久服""斟酌其宜""不可久服"等。其中，中、下品明确表示干漆、白头翁两味无毒，其余均属有毒，并记载了一些服药后中毒的解救方法，如"钩吻毒，桂心葱叶沸解之"等记载。

序例在论及药性理论时，再次提到了毒，"药有……有毒、无毒"，明确将中药毒性和"四气""五味"一起列入中药药性理论的范畴，并认可毒性是中药的重要性质之一。更有意义的是，《本经》还详细解释了有毒药物的服用方法："若用毒药疗病，先起如黍粟，病去既止，不去倍之，不去十之，取去为度。"可见，《本经》当时已经蕴含了"用药取度"的理论萌芽，这无疑是自《尚书·说命》提出"药不瞑眩，厥疾弗瘳"的用药理念之后，人们迈向科学用药的一次理论突破。不仅如此，《本经》正文中还对部分药物的毒性进行了标注，如贯众"味苦，微寒，有毒"、白头翁"味苦，温，无毒"等。其对具体药物的毒性描述，为临床用药的选择和安全用药提供了重要线索和依据。

此外，书中的一些中药，如扁青、猪苓、甘草等，在其功效中直接出现了"解毒"二字，还记载了有些药物中毒后的表现，如麻蕡"多食令人见鬼狂走"、莨菪子"使人健行见鬼，多食令人狂走"，以及药物中毒后的解毒方法，如"钩吻毒，桂心葱叶沸解之"等。这些对有效控制中药毒性，更安全地发挥有毒中药功效具有指导意义。值得一提的是，妊娠用药禁忌作为中药毒性作用的一个相关命题，一直都受到我国古代医家的重视，相关记载散见于各种文献中。较为普遍的观点认为，妊娠禁忌药最早见于《本经》。例如有6种药物注明有"堕胎"作用，即水银、潞鼠、牛膝、地胆、瞿麦、石蚕，并指出临床应用时须加注意。后世医家多遵循《本经》体例，将妊娠禁忌药归于"堕胎"名下，并在其上多有补充。

《本经》从多个角度诠释中药毒性，是中药毒性理论的一次系统总结和

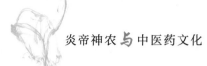

升华。

四、药之阴阳

《内经》是药有阴阳理论的创立者，而《神农本草经》贯彻了这一理论。所谓药有阴阳，其含义甚广。如果只把植物药与矿物药分阴阳，矿物药质地沉重而主降，属性为阴，植物药质地轻清而属阳。若就植物药而言，凡药用其花、其叶、其枝者多属阳，若用其根、其干者多为阴。如果把药物深层的内涵分阴阳，则"阳为气，阴为味……阴味出下窍，阳气出上窍。味厚者为阴，薄为阴之阳。气厚者为阳，薄为阳之阴。味厚则泄，薄则通。气薄则发泄，厚则发热"，"气味辛甘发散为阳，酸苦涌泄为阴"（《素问·阴阳应象大论》）。

药性之阴阳，有广义和狭义之分。广义的阴阳是对各种药性理论的概括，即各种药性皆有阴阳的属性；狭义的阴阳则是以气味概阴阳。药性之能救偏，也在于阴阳，即以药性之阴阳偏胜，救疾病阴阳之偏。

四气，又称"四性"，药物之寒、热、温、凉是也，四气之中又分阴阳属性，具有温、热之性者为阳，具有寒、凉之性者属阴。药味之中也分阴阳，辛、甘之味者为阳，酸、苦、咸者属阴。五味之外又有淡味属阳，涩味为阴。

就药物在人体内的作用趋向而言，有的药物能升提，如《神农本草经》所载有的药物能治"下气"，治正虚之"头晕""目眩"等，皆有升提、举陷之作用。有的药能治疗"气逆""奔豚""喘""水肿""大小便不利"等，说明这类药物具有降逆、下行之功效。有的药物治疗伤风感寒之身痛、疹痒、无汗，说明此类药物有向外、向表发散的功效。有的药能治疗多汗、少气等，说明此类药物有内敛的功效。后世将其归纳为"升降浮沉"，这一作用趋向性也可分为阴阳，凡药物具有升、浮作用趋向者为阳，具有沉、降作用趋向者为阴。

关于配伍方面，《本经》认为"药有阴阳配合，子母兄弟"，"有单行者，有相须者，有相使者，有相畏者，有相恶者，有相反者，有相杀者。凡此七情，合和视之，当用相须相使者，勿用相恶相反者。若有毒宜制，可用相畏相杀者；不尔，勿合用也"，确立了药物七情合和配伍原则，被后世遵循而沿用至今。

五、现代研究

20 世纪 90 年代，中药药性研究几乎停滞不前。近年来，多学科多技术手段的结合，掀起了新一轮的对中药四性研究的热潮，极大提高了研究的深度和广度。有学者通过对虚寒证兄妹用温热药治疗后的基因芯片分析发现，温热药影响代谢基因的表达，其治疗效果可能与调节基因有关，这使四性研究深入到基因层面。有研究发现，基于寒热对照抗原斑点免疫印迹法是一种新的研究中药寒热药性物质基础的方法。根据红外成像技术，有研究选择热性药物干姜和寒性药物黄芩为代表，观察服药后人体的红外成像对比，来解释中药引起机体的热变化，从而推断药物的寒热属性。从药物的能量和电子得失角度与中药四性的关系入手，来研究中药四性的物质基础，认为给出电子的化学元素为寒性物质，得到电子的化学元素为热性物质。

以靛玉红这一中药有效成分为例，按照得电子显热性和失电子显寒性的规律，由于靛玉红在反应过程中给出电子，因此其药性为寒凉性。性寒凉者必为离子键或极性键化合物，按表 1 其味为硬碱—咸，或交界碱偏硬—辛。

表 1 中药四气、五味判断表

气——阳
受电体
酸

- 阳中之阳（阳）气厚
  - 阳中之阳 - 夏 - 热 - 软酸，受电子对强，易极化（太阳）
  - 阳中之阴 - 秋 - 凉 - 交界酸偏硬，受电子对较弱，较难极化（少阴）
- 阴阳往复 - 长夏 - 平 - 交界酸适中，受电子对一般
- 阳中之阴（阴）气薄
  - 阴中之阳 - 春 - 温 - 交界酸偏软，受电子对较强，较易极化（少阳）
  - 阴中之阴 - 冬 - 寒 - 硬酸，受电子对弱，难极化（太阴）

味——阴
给电体
碱

- 阴中之阳（阳）味薄
  - 阳中之阳 - 夏 - 苦 - 软碱，给电子对强，易极化（太阳）
  - 阳中之阴 - 秋 - 辛 - 交界碱偏硬，给电子对较弱，较难极化（少阴）
- 阴阳往复 - 长夏 - 甘 - 交界碱适中，给电子对一般
- 阴中之阴（阴）味厚
  - 阴中之阳 - 春 - 酸 - 交界碱偏软，给电子对较强，较易极化（少阳）
  - 阴中之阴 - 冬 - 咸 - 硬碱，给电子对弱，难极化（太阴）

　　靛玉红为青黛的有效成分，青黛应当体现根据靛玉红所推测的中药药性，查青黛的中药性味为：《药性论》："味甘，平。"《开宝本草》："味咸，寒。"《品汇精要》："味咸，性寒软。"《本草新编》："味苦，气寒。"《医林纂要·药性》："辛，咸。寒。"推测性味与中药传统认识基本一致，靛玉红为寒性药，应该用来治疗热性病，其在临床的应用也证明了这一点。靛玉红在 20 世纪 70 年代中期被中医学者发现，是具有新型结构的抗肿瘤新药，

也是传统中成药"当归龙荟丸"中青黛的抗肿瘤有效成分，该化合物对慢性粒细胞白血病具有明显的抑制作用。

白血病表现的发热不退和出血等一般属于"热证"，或与中医的伏邪温病相类似。慢性粒细胞白血病大多为正虚邪实，临床表现为外周血白细胞数增多、脾大等邪实之证，治宜清热解毒，主要针对邪实，可用靛玉红或用中药青黄散，青黄散性寒，因此可以认定靛玉红药性是味辛、咸，性寒。

中药的化学成分是中药四性的物质基础。分子药性学的研究也为中药四性的研究赋予了新的含义。基于一药多性、基原与性状、数学量化界定、证候 - 药效 - 药性关系、系统生物学、药性 - 药效 - 物质关系、药物药理 - 药效 - 药性关系等方面对中药药性的研究也颇多。

《本经》作为我国现存最早的珍贵药学专著，系统而全面地总结了战国至东汉时期的用药经验和药物学知识，从本草学的摹本知识和理论到编撰体例和内容编排，都具有一定的科学性、系统性和创造性，因此一直被奉为本草学的经典著作，堪称集东汉以前本草学之大成，甚至直到今日它仍是学习中医中药的重要参考书。书中所载大部分药物仍是现代中药学讨论和研究的重点对象。

药性的概念，主要针对药物性能的基本理论而言。推而广之，则可以泛指本草学的基本理论。研究药物的共同性质和效用的理论，寻找中药学的基本规律，这就是药性学的主要任务。因此，药性理论是研究中药学基础理论的一门学问，它的建立既是中药学发展的必然趋势，同时也将是中药学发展的动力。

第四节 | 功效辨识

综上所述，《神农本草经》是中药学科学体系发生的源头。其贡献就药物学而言，几乎是全方位多层次的，开创了药物分类的先河，首载药物疗效、产地、采集时间、加工方法等，明确药物各类剂型，并做出客观评价，强调辨证施药，重视服药时间与疗效的关系，提出了药有阴阳、四气五味、有毒无毒、七情和合等药物学观点，为药物学的发展做出了重要贡献。

一、药物品质论高低

《神农本草经》将中药的功效按品质高低分为上、中、下三个品次。其中上品药 120 种为君，主要能调养性命与天相应和，没有毒，服量大，长期服用不会损伤人体。想使身体轻便灵巧、增添气力、身不衰老、寿命延长的人，可以以《本经》的上品之药为主。中品药 120 种为臣，主要能调养性情与人相应和，有的无毒性，有的有毒性，使用时要考虑它们相适宜的情况。想断绝（消除）疾病、以修补虚损消瘦疲劳的人，通常用《本经》的中品之药搭配。下药 125 种为佐使，主要用于治疗疾患，多数有毒，不能长期服用，病愈即止。上、中、下三种品次，功效不同，且用药量度有所相差。《本经》的三品分类法对现在临床方药的合理运用也有很大启示。

1. 精确药物剂量阈，提高药物临床疗效

相关学者研究发现，较窄的剂量阈可能无法让该类药物达到治疗某些疾病的有效剂量，比如：用于食品或保健食品的药物的剂量阈一般较窄，为了避免较窄剂量阈的药物影响方药临床疗效，可以运用《本经》中的三品分类法，不仅将药物以治疗疗效的效量进行分类，以此更精确地找出中药针对治

疗目标所采用的最佳剂量范围，达到效与量的最精确化，而且同一种药物针对多种不同治疗目标有其不同的功效特点。通过已知药物的剂量阈进行合理搭配，以此达到疾病的治疗窗，发挥最佳疗效。

2. 不同类别的药物制定对应剂量阈

《神农本草经》三品分类法合理用量对临床处方有重大启发，即根据药物四气五味、功效、毒性强度等用量不同。

药之"上品"，药性平和，毒副作用小，大多可以作为食材使用，这种药效平和之药可以较长时间服用。药之"中品"，药效较强且强度不一，广泛在临床治疗中使用，针对不同疾病可通过恰当剂量发挥疗效，因此不可久服，否则会引起相应的副作用，也不必过分要求其剂量阈。只要使治疗窗在剂量阈内，则方药就能发挥疗效。药之"下品"，药性峻猛或毒性较大，临床应用时须十分小心，严格控制用量，避免产生严重不良反应。

"三品分类"思想对现代临床合理用药有很好的启发，但也不能局限于《神农本草经》三品分类来控制用药剂量。据现代研究，上品部分药物也有毒性，中下品也有无毒的药物，甚至还有可以作为食材的药物。如《神农本草经》中丹砂具有益寿延年之效，而现代研究证实丹砂是有毒的。随着现代研究不断进步，前人所批注的药物注解得到进一步完善。

二、君臣佐使组方效

《本经》云："上药一百二十种为君……药有君臣佐使，以相宣摄。合和者宜用一君、二臣、三佐、五使；又可一君、三臣、九佐使也。"意为药物有君、臣、佐、使，选择象征着下诏书的皇帝作君药，辅佐皇帝的作臣药，配合君臣的作佐药，能协调的作使药。应该是一味君药，二味臣药，三味佐药，五味使药，还可以用一味君药、三味臣药、九味佐使药等来组方。

"合和者宜用一君、二臣、三佐、五使；又可一君、三臣、九佐使也。"

是组方用药规模的具体阐释，即根据实际病情来安排君臣佐使药味的多少，以达到互相促进、互相协调的治疗效果。君臣佐使理论有哪些意义呢？

1. 临床用方的重要依据

在君臣佐使理论指导下，能够在复杂的病情变化中抓住病证的主要矛盾，选用擅治该病证的药物，主次分明地运用，不但可以发挥增效减毒、相辅相成、相反相成的综合作用，而且扩大了治疗范围，保证用药的安全有效，这使君臣佐使理论的运用成为临床用方的重要依据，提升辨证论治、处方用药的水平，可在临床实践中取得更好的疗效。

2. 新药研制的理论基础

近年来，在继承和发扬传统中医药的前提下，以组方理论为指导，使用君臣佐使理论与现代科学研究相结合，运用古方中药配伍的拆与合、复方有效成分的筛选、有效组分的配伍等方法，进一步明确方剂的作用机制和有效靶点，力求做到紧扣病机，疗效显著，掌握规律，引起人们对方剂组方配伍更深层的新思辨、新研究。克服了中药复方成分不明、机制不清的缺点，更好地为防治疾病服务，更容易地让世人看到中医传统文化的魅力，让中医药文化走得更远。

三、四气五味辨药性

《神农本草经》云：“药有酸、咸、甘、苦、辛五味，又有寒、热、温、凉四气及有毒无毒，阴干暴干，采造时月生熟，土地所出，真伪陈新，并各有法。”论述药物有酸、咸、甘、苦、辛五味，还有寒、热、温、凉四气和有毒无毒，有的在阴处晾干，有的在太阳光下晒干，采集、加工制作要有适宜季节和月份限度而分未成熟的和成熟的。土地所出产的药物要分辨真与假、新鲜的与陈旧的，同时各药都有一定标准的加工方法。这表明中药各自独特的药理属性，并反映其对人体具有敛、宣、泄、燥、润等调节作用。四气五味有哪些具体作用特点呢？

1. 四气的功效特点

中医认为，四气之中寓有阴阳的含义，寒凉属阴，温热属阳，寒凉与温热是相反的两种药性。一般认为，寒凉药具有清热泻火、凉血解毒、滋阴清热、泻热通便、清热利湿、清热化痰、清心开窍、凉肝息风等功效；温热药具有温里散寒、暖肝散结、补火助阳、温阳利水、温经通络、引火归原、回阳救逆等功效。正确运用中药必须掌握寒热温凉四气，才能针对病情的阴阳寒热选取寒凉药或温热药进行治疗，具体包括以下几方面：

（1）寒凉药用治阳热证，温热药用治阴寒证，如果阴寒证用寒凉药，阳热证用温热药，则会导致病情恶化，甚至引起患者死亡。

（2）因寒与凉、热与温之间有程度上的差异，因此，用药时要注意，如当用热药而用温药、当用寒药而用凉药，则病重药轻难以达到治疗效果；反之，当用温药而用热药则反伤其阴，当用凉药而用寒药则易伤其阳。

（3）当临床表现为表寒里热、上热下寒、寒热中阻等寒热错杂证时，应寒热并用；真寒假热或真热假寒等复杂情况，当辨明真假，不可乱用。此外，要注意季节对用药的影响，如寒冬时无实热证，不要轻易使用寒凉药，以免伤阳气；盛夏时无寒证，不要轻易使用热药，以免伤津化燥。

2. 五味的功效特点

中药药性理论认为五味是药物有酸、苦、甘、辛、咸五种不同的味道，因而具有不同的治疗作用。五味反映药物的实际性能，一是药物的滋味，二是药物的作用。

（1）辛："能散、能行"，即具有发散、行气、行血的作用。发散作用，用于治疗表证，如苏叶发散风寒；行气作用，用于治疗气滞证，如香附行气除胀；行血作用，用于治疗瘀血证，如川芎活血化瘀。

（2）甘："能补、能和、能缓"，即具有补益、和中、调和药性和缓急止痛的作用。补益作用，用于正气虚弱，如人参大补元气；调和药性，用于中毒解救，如甘草调和药性并解药食中毒等；和中、缓急止痛，用于脘腹、四肢挛急疼痛，如饴糖缓急止痛。

（3）酸："能收、能涩"，即具有收敛、固涩作用。固表止汗，用于体虚多汗证，如五味子；敛肺止咳，用于肺虚久咳，如乌梅；涩肠止泻，用于久泻肠滑，如五倍子；固精缩尿，用于遗精滑精、遗尿、尿频，如山茱萸；固崩止带，用于崩带不止，如赤石脂。

（4）苦："能泄、能燥、能坚"，即具有清泄火热、泄降气逆、通泄大便、燥湿（坚阴）等作用。清泄火热，用于热证、火证，如黄芩、栀子；泄降气逆，用于咳喘、呕恶，如杏仁、葶苈子；泻热通便，用于热结便秘，如大黄；清热燥湿，用于湿热证，如龙胆草、黄连；泻火存阴，用于阴虚火旺，如知母、黄柏。

（5）咸："能下、能软"，即具有泻下通便、软坚散结作用。一般来说，泻下或润下通便及软化坚硬、消散结块的药物大多具有咸味，咸味药多用于治疗大便燥结、痰核、瘿瘤、癥瘕、痞块等。如芒硝泻热通便，海藻、牡蛎消散瘿瘤，鳖甲软坚消癥等。此外，《素问·至真要大论》云："五味入胃，各归所喜……咸先入肾……"故不少咸味药（如紫河车、海狗肾、蛤蚧、龟甲、鳖甲等）具有良好的补肾作用。同时为了引药入肾，不少药物（如知母、黄柏、杜仲、巴戟天等）用盐水炮制。《素问·宣明五气》还有"咸走血"之说，即以水胜火之意，如大青叶、玄参、紫草等都有咸味，均入血分，具有清热凉血解毒之功。

3. 性味合参

药性是由气味共同组成的，因此，必须把四气和五味结合起来，才能准确辨别药物的作用。一般来讲，分为以下几种情况：

（1）气味相同，作用相近。如辛温的药物多具有发散风寒的作用，甘温的药物具有补气助阳的作用。

（2）气味不同，作用有别。如黄连苦寒，清热燥湿；党参甘温，补中益气。

（3）气同味异，味同气异。如麻黄、杏仁、大枣、乌梅、肉苁蓉同属温性，由于五味不同，作用有异。如麻黄辛温散寒解表，杏仁苦温下气止咳，大枣甘温补脾益气，乌梅酸温敛肺涩肠，肉苁蓉咸温补肾助阳；又如桂枝、薄荷、附子、石膏，均为辛味，因四气不同，作用有别，桂枝辛温解表散寒，薄荷辛凉疏散风热，附子辛热补火助阳，石膏辛寒清热泻火。

（4）一药兼有数味。标志其治疗范围更广，如当归甘、辛、温，甘以补血、辛以行气活血、温以祛寒，故有补血、活血、行气止痛、温经散寒等作用，可用治血虚、血滞、血寒等多种疾病。

总之，药物气味配合的规律是比较复杂的，临床上，既要熟悉四气五味的一般特征，又要了解气味配合的规律，才能指导临床合理用药。

四、功效辨识举隅

1. 有关神化功效药物的新解

《本经》所载诸多药物均含"鬼、精怪、老物"等神化功效，世上本无鬼神，而《本经》如何通过这些神化功效来治疗对应的疾病呢？书中"鬼神精怪"是纯粹没有科学性的迷信说法可以丢弃，还是以神化概括的一些当时未知症状呢？是对所有邪气所致病症的概括，还是对某些特定症状的概括？

通过学者研究发现，这些带有神化的药物一般具有以下特点：

（1）某些药物具有凉血消斑的功效，能够治疗发斑、吐衄等病症。

（2）某些药物具有清热解毒、消痈排脓或利水消肿的功效，可治疗臌胀、水肿、疮疡等外观上看起来如"鬼怪作祟"的病症。

（3）某些药物具有凉肝息风或开窍醒神的功效，多用于痰蒙、热扰心神或者肝风内动等引起的神志异常等。

（4）少数药物如白马茎、丹雄鸡、六畜蹄甲毛等并无特殊疗效。

通过现代研究可知，这些带有神化功效的药物其实有其治疗的价值，有对特定症状的治疗效果。而之所以用相关神化的词语代替其功效，也是因为疾病表现出的症状（如膨胀、水肿、疮疡、神志异常等）在当时不能被大众所理解，而以"鬼神精怪"所代替。

2. 《本经》中含有神化功效的药物

《本经》所载包含神化功效的药物共 53 味，上品 15 味、中品 11 味、下品 27 味（表 2）。

表 2　《神农本草经》所载含有神化功效的药物

分类	含药数量	包含药物
精、魅、邪恶鬼、老物	30	丹砂、赤箭、蘼芜、徐长卿、云实、升麻、龙骨、麝香、牛黄、丹雄鸡、雄黄、石膏、白马茎、羚羊角、犀角、露蜂房、大豆黄卷、代赭石、恒山、白及、商陆、狼毒、鬼臼、女青、石长生、巴豆、皂荚、黄环、桃枭/蠹、蜈蚣
注(疰)鬼、温鬼	29	木香、蓝实、蘼芜、徐长卿、石龙芮、龙骨、马先蒿、卫矛、白马茎、燕屎、代赭石、鸢尾、钩吻、蜀漆、鬼臼、芫华、巴豆、黄环、豚卵、六畜毛蹄甲、蚯蚓、蜈蚣、斑猫、贝子、雀瓮、地胆、荧火、桃花、彼止
蛊毒	16	赤箭、蓝实、蘼芜、兰草、白马茎、羚羊角、燕屎、露蜂房、鸢尾、钩吻、蜀漆、鬼臼、巴豆、黄环、六畜毛蹄甲、蜈蚣
不祥	9	兰草、丹雄鸡、白马茎、羚羊角、燕屎、鬼臼、石长生、女青、桃蠹
伏尸	4	天门冬、粉锡、蚯蚓、彼止

3. 《本经》中药物神化的具体功效

（1）丹砂：《本经》云："丹沙味甘，微寒。主身体五脏百病，养精神，安魂魄，益气，明目，杀精魅邪恶鬼。久服，通神明，不老。能化为汞，生山谷。"丹砂作为镇静安神良药，一是治神志不安一类的疾病，二是治癫狂痫一类的疾病。如失眠惊悸或癫狂痫表现出如精魅邪恶鬼状，丹砂则能达到"养精神""安魂魄""杀精魅邪恶鬼"的目的。因其性寒，以治心火盛者为宜。

（2）天门冬：《本经》云："天门冬味苦，平。主诸暴风湿偏痹，强骨髓，杀三虫，去伏尸。久服，轻身、益气、延年。"其中"伏尸"在《诸病源候论·伏尸候》中记述："伏尸者，谓其病隐，伏在人五脏内，积年不除。未发之时，身体平调都如无患，若发动，则心腹刺痛，胀满喘急。""伏尸"类似现在的病毒性多发性吉兰 - 巴雷综合征、脊髓灰质炎后遗症之类。

（3）兰草：《本经》云："兰草，味辛，平。主利水道；杀蛊毒，辟不祥。久服益气，轻身，不老，通神明，一名水香。生池泽。"其中"蛊毒"古人认为鬼蜮类是致病原因之一。《备急千金要方·蛊毒第四》记载："凡中蛊毒，令人心腹绞切痛，如有物啮，或吐下血皆如烂肉。若不即治，蚀人五脏尽乃死矣……凡人患积年，时腹大，便黑如漆，或坚或薄，或微赤者，皆是蛊也……凡卒患血痢，或赤或黑，无有多少，此皆是蛊毒，粗医以断痢药处之，此大非也。"这些症状多与肝硬化、肝癌、血吸虫病晚期症状一致。

（4）麝香：《本经》云："麝香，味辛，温。主辟恶气，杀鬼精物；温疟；蛊毒；痫痉；去三虫。久服除邪，不梦寤魇寐。生川谷。"其主辟恶气当为何病？《药性论》言其治"痃心痛"。《广利方》："治中恶忤垂死，麝香一钱，重研，和醋二合服之，即差。"据此，可知其能治传染性疾病，恶气即为传染病的病因。杀鬼精物及不梦寤魇寐则又如何解释？陶隐居云："以真者一字，置颈间枕之，辟恶梦。"《药性论》言"除百邪魅魅……小儿

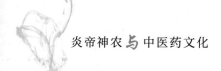

惊痫客忤，镇心安神"，据此，其应该是治疗神志病。

（5）雄黄：《本经》云："雄黄，味苦，平。主寒热鼠瘘、恶疮、疽、痔死肌；杀精物恶鬼邪气；百虫毒；胜五兵。炼食之，轻身神仙。一名黄金石。生山谷。"言其能解毒去腐，所指"精物恶鬼"伤人的具体表现，主要表现在神志方面，《广韵·叶韵》："魇，恶梦。"关于炼食之，轻身神仙不足为训，因其有毒，"轻身"可能是中毒初期的表现。《备急千金要方》言其"延年却老"，是否正确尚需进一步验证，现代并没有确切证明其有延年益寿之效。

（6）石膏：《本经》云："味辛，微寒。主中风寒热，心下逆气，惊，喘，口干舌焦，不能息，腹中坚痛，除邪鬼；产乳；金疮。生山谷。"其"除邪鬼"应当为神昏谵语之症，因邪渐深入，肺胃热毒壅盛，气血两燔，高热一直不退所致，石膏具有较强的清热泻火作用，用于治疗热盛谵语。

（7）巴豆：《本经》云："巴豆，味辛，温。主伤寒；温疟寒热；破癥瘕；结聚坚积；留饮痰癖；大腹水胀；荡练五脏六腑，开通闭塞，利水谷道；去恶肉；除鬼毒、蛊疰物。邪，杀虫鱼。名巴椒。生川谷。""大腹水胀"当为臌胀。鬼毒又称毒注，《诸病源候论·毒注候》："毒者，是鬼毒之气，因饮食入人腹内，或上至喉间，状如有物，吞吐不出，或游走身体，痛如锥刀所刺，连滞停久，故谓之毒注。"其所述类似今食物中毒一类的疾病。

上述包含了对精、魅、邪恶鬼、老物、注（疰）鬼、温鬼、蛊毒、不祥、伏尸等神化词语的解释，大部分是有对应的症状表现的，只是在古代不能很好地解释这些症状出现的原因，便用这些神化的词语来代替，通过古时所记载的症状可以对应与之匹配的现代病名。这也进一步说明，这些被神化的功效大部分并非子虚乌有，而是有其特定的功效。《本经》中绝大多数药物仍为当下常用，其中主治痈疽疮疡肿毒者30种，主治癥瘕积聚、臌胀水肿、痹证关节肿胀屈伸不利等机体外观改变者 20 种，主治神志异常者 18 种，主治下血衄血者 8 种。

4. 《神农本草经》对神志病的认识和治疗经验

神志正常，气血和调，色泽明润，脉来从容和缓，精神充沛，反应灵敏，生命力旺盛。如神志有病，则见烦躁、不寐、善忘、惊悸、谵语、郑声、发狂、痴呆、神志不清等症。《神农本草经》将神志病归属于惊邪、癫痫、癫疾、狂及五劳七伤之中，并将药物的作用描述为强志、养精神、安精神、通神明、安魂魄、不迷惑、不忘、止惊悸、止恚怒等（表 3）。

表 3　《神农本草经》与神志相关药物

术语	代表药物		
	来源《本经》原文	来源六朝古注	药效作用
养精神	人参(安精神),菌桂,茯苓(养神),女贞子,藕实茎,丹砂	龙骨,桑螵蛸(养神)	改善脑功能
强志	木香,远志,巴戟天,白芝,葡萄,鸡头实,石蜜,苍耳,淫羊藿,蒺苈子,五木耳,鹿茸,杜仲,萱草(利心志),合欢	石斛(定志),五加皮,苦参,天雄	安定精神,增强脑功能
益智慧	人参,远志,赤芝,赤石脂,龙胆,龙眼	龟甲(资智)	健全脑功能
通神明	蘼芜,兰草,牡桂,陈皮,丹砂,龙齿,干姜,蒺苈子,竹叶,秦椒.龙眼,桑寄生,云实	络石,黄柏	发挥思维意识潜能
安魂魄	人参,青芝,白芝,茯苓,丹砂,玉泉,龙眼	龙骨	安定精神行为
狂、迷惑	菖蒲,牛黄(狂),白头翁(气狂),白薇(忽忽不知人狂惑),川楝子(烦狂),犀角,龙齿(狂走)	柏子仁(恍惚),玄参(忽忽不知人),地龙(狂)	治精神障碍

续表

术语	代表药物		
	来源《本经》原文	来源六朝古注	药效作用
不寐、魇寐	木香,苦菜,羚羊角,麝香,犀角	茯苓,酸枣仁	安眠
不忘	菖蒲,远志,龙胆,赤芝,通草,黄连	杜若,牛黄	改善认知功能,增强记忆
惊悸恐	人参,麋芜,茯苓,大枣,石蜜,沙参,枯梗,厚朴,牛胆,五灵脂,旋覆花	石斛,白石脂,黄连,大黄,铁落,龙胆(惊惕)	镇静,治情志病
恚怒	茯苓,牡蛎	龙胆,草薢,大黄,龟甲 细辛,丹皮,莨菪子(癫狂)	镇静,治躁狂等情志病
癫疾	龙齿,蚤休,豚卵,露蜂房,蛇蜕	杏仁	治精神病症
惊痫	龙齿,爻休,豚卵,露蜂房,鹿茸,龙胆·石蜜,蛇蜕,丹皮,款冬花,麝香 小儿惊痫:龙骨,白僵蚕,白鼓,蛇蜕	小儿惊痫:紫菀,磁石,代赭石	镇静止惊,小儿惊痫

通过表3可以发现,《神农本草经》论述的"养神、养精神、通神明"等主要指增强和改善脑的功能,达到治疗的效果。而"不迷惑、不忘、止惊、止恚怒"主要阐述治疗脑功能缺损或精神障碍。另外,从药性的角度来看,养精神之药阳多于阴,温多于寒;治迷惑、不忘、止恚怒之药则相反,阴多于阳,寒凉多于温。也就是说,精神养生阳为重,精神障碍阴当头。

5. 《本经》对痹病的认识和治疗经验

《本经》载药365种,涉及痹病者75种,占所载药物总数的五分之一。在《本经》记载的与痹病相关的75种药物中,涉及16种痹病。其中,病名与风、寒、湿相关的痹病占主要部分，如湿痹、寒湿痹、风寒湿痹、风痹、风湿痹、寒痹，涉及药物 51 种，占痹病相关药物总数的 68%；其次是喉痹、周痹、血痹，涉及药物 16 种，占痹病相关药物总数的 21%；其余 7 种痹病是肉痹、胃痹、疝瘕痹、消渴内痹、痿痹、偏痹，涉及药物 8 种，占痹病相关药物总数的 11%。

由此可知，《神农本草经》对痹病的认识有一定的理论基础，把风、寒、湿确定为痹病最主要的因素，并进一步细分组合为湿痹、寒湿痹、风寒湿痹、风痹、风湿痹、寒痹 6 种。因此，深入探究《神农本草经》对治疗痹病有很强的意义。

（1）湿痹：据记载，治疗湿痹的药物有 14 种。从药物四气五味而言，以性平和、性寒为主，性平者 6 种，间接表明湿痹多为湿热或水湿。具体而言，治疗湿痹的药物可分为 4 类：

利水除湿：如鳢鱼"主湿痹；面目浮肿，下大水"，车前子"主气癃，止痛，利水道小便；除湿痹"。说明湿痹伴有水湿停滞。

益气化湿：如鸡头实"主湿痹腰脊膝痛，补中，除暴疾；益精气，强志令耳目聪明"；柏实"主惊悸，安五脏，益气，除湿痹"；葡萄"主筋骨湿痹，益气倍力，强志，令人肥健，耐饥，忍风寒"。这些药多益气补中、祛湿强筋骨。说明湿痹会伴有精气亏少、五脏虚损。

清热燥湿：如白鲜"主头风；黄疸；咳逆；淋沥，女子阴中肿痛；湿痹死肌，不可屈伸，起止行步"；漏芦"主皮肤热；恶疮、疽、痔；湿痹；下乳汁"。此类药物多属苦寒，有清热消疮、利湿退黄的作用。说明湿痹也常伴有湿热郁结的情况。

攻瘀逐痰：如夏枯草"主寒热；瘰疬；鼠瘘；头创；破癥；散瘿结气；脚肿湿痹"；假苏"主寒热；鼠瘘、瘰疬；生创；破结聚气；下瘀血，除湿痹"；龟甲"主漏下赤白，破癥瘕；疟疾；五痔，阴蚀；湿痹，四肢重弱"。

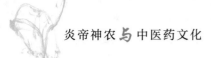

此类药物有破癥祛瘀、化痰散结的作用，说明湿痹有可能因病程缠绵而出现顽痰久瘀。

由上可知，湿痹出现水湿、湿热、痰凝、气滞、血瘀者多。病位主要在腰膝筋骨。病性虚实兼有，可有精气亏乏、五脏虚损的正虚，也可有湿、热、痰、瘀、气等邪实。

（2）风寒湿痹：《本经》有13种药物记载治疗"风寒湿痹"。从药物的"四气"而言，性温者5种，微温者2种，性平者2种，微寒者2种，寒者2种，以性温和性平为主；从药物的"五味"而言，味苦者6种，味甘者4种，味辛者3种。总体表现出苦温燥湿、辛温散寒、甘温滋补的特点。治疗"风寒湿痹"的药物大致可分为3类：

补养脏腑精气：如青囊"主五脏邪气，风寒湿痹，益气；补脑髓，坚筋骨"；白蒿"主五脏邪气，风寒湿痹；补中益气；长毛发令黑"；干漆"主绝伤，补中，续筋骨，填髓脑；安五脏，五缓六急；风寒湿痹"；黑雌鸡"主风寒湿痹；五缓六急；安胎"；泽泻"主风寒湿痹；乳难；消水，养五脏，益气力，肥健"；菖蒲"主风寒湿痹；咳逆上气；开心孔，补五脏通九窍，明耳目，出声音"。此类药物多有益气养精、补益五脏的作用，青囊、白蒿兼能治"五脏邪气"，泽泻能消水利湿，菖蒲能辛温疏散。说明风寒湿痹多有五脏精气亏损，从而使风、寒、湿多种邪气难以攘除，羁留筋骨为痹。

散寒祛风化湿：如别羁"主风寒湿痹，身重，四肢疼酸，寒邪，历节痛"；蔓椒"主风寒湿痹，历节疼，除四肢厥气，膝痛"；苍术"主风寒湿痹死肌，痉；疸；止汗；除热"；麋脂"主痈肿、恶创死肌；寒风湿痹，四肢拘缓不收；风头肿气；通腠理"。此类药物多为辛温或苦温，可治疗"风寒湿痹"中寒邪为患的四肢厥气、历节痛、膝痛，可治疗湿邪为患的身重、四肢酸痛，也可治疗风寒湿痹阻的死肌、痉、四肢拘挛。说明"风寒湿痹"邪气痹阻筋骨、关节、肌肉的病机特点。

祛邪平寒热：如石龙芮"主风寒湿痹；心腹，邪气；利关节；止烦满"；秦皮"主风寒湿痹，洗洗寒气，除热"；奄蕳"主五脏瘀血，腹中水气，胪胀；留热；风寒湿痹"。据记载，此类药物在治疗风寒湿痹的同时，还有除热、止烦满、五脏邪气、心腹邪气、胪胀留热，以及祛除瘀血、水气的作用。说明风寒湿痹可能会在五脏邪气、郁热、瘀血、水湿及风、寒、湿邪的相互作用下出现寒热错杂的情况。

由上可知，"风寒湿痹"以风、寒、湿为病因，病性多寒，病位多在筋骨、肌肉、关节处，且常常伴有脏腑精气亏损，出现寒虚实热错杂的情况。

（3）风湿痹：《本经》有7种药物记载治疗"风湿痹"。从药物的"四性"而言，性温者3种，性微温者1种，性平者2种，性微寒者1种，热者多寒者少；从药物的"五味"而言，味苦者3种，味辛者2种，味甘者2种。

辛温者2种：细辛"主咳逆；头痛，脑动；百节拘挛，风湿痹痛死肌"；干姜"主胸满，咳逆上气；温中止血，出汗，逐风湿痹，肠澼下利"，均可辛散、温散体表和中上焦的风湿寒邪。

甘温者1种：白石英"主消渴阴痿不足；咳逆，胸膈间久寒；益气，除风湿痹"，温里补中除久寒。

苦温者1种：茵芋"主五脏邪气，心腹寒热，羸瘦如疟状，发作有时；诸关节风湿痹痛"，温以散寒，苦以降热，说明"风湿痹"可能有表寒里虚或里寒夹热的情况。

苦平者2种：薇衔"主风湿痹历节痛；惊痫吐舌；悸气；贼风鼠瘘，痈肿"，可祛风除邪气止痛，菊花"主诸风，头眩，肿痛，目欲脱，泪出；皮肤死肌，恶风湿痹"，可疏风清热祛湿。

甘寒者1种：薏苡仁"主筋急拘挛，不可屈伸，风湿痹；下气"，可以利湿热，养津液，说明"风湿痹"可有风湿兼邪热者。

"风湿痹"与风湿、寒邪都有关系，病位多在关节，多为表寒及里，或里虚寒而寒热兼见。

（4）"风、寒、湿"痹病的比较分析：在病名与风、寒、湿相关的 6 种痹病中，"风痹"实属中风，病位虽涉及肢体关节，但与其他痹病有本质区别，不属于"风寒湿痹"中风邪偏盛的一种。"湿痹"与其他痹病差异也较明显，以水湿和湿热为甚，少有寒湿或风邪，病位主要在中下焦和腰膝。"寒痹"内容较少，其病因为风寒，病性属寒实。而风寒湿痹、风湿痹、寒湿痹有许多共同之处：病因都常常涉及风、寒、湿邪气；病性多寒热虚实兼见；病位都在肢体、筋骨、关节。所不同的是，风寒湿痹多有五脏精气亏虚，风湿痹多只涉及关节部位，寒湿痹邪气较重而实多虚少。

《神农本草经》对痹病的记载反映出当时对痹病已有深刻的认识，不同痹病的概念已趋于清晰和稳定，其间的关系也分得很清楚，对痹病的认识和治疗经验有着很高的临床研究价值。

6. 《本经》中"下气"药物归类及浅析

《本经》中与"气"相关的术语有"下气""咳逆上气""邪气""结气""益气"等，一般非指普通概念的理气药。如何了解此类药物的作用特征？例举"下气"和"咳逆上气"两类药物进行归类分析以说明（表4）。

表4　《神农本草经》与"下气"和"咳逆上气"相关药物

《本经》术语	上品	中品	下品
下气	陈皮，苡仁，辛夷，石斛，甘草，淮山药（古注）	乌梅，厚朴（古注），吴茱萸，竹叶	杏仁，蜀椒，旋覆花，法半夏
咳逆上气	白石英，石钟乳，菖蒲，白蒺藜（古注）	海蛤，瓜蒂，水苏，款冬花，麻黄，竹叶，五味子，紫菀，当归，干姜，贝母（古注）	桃仁，射干，乌头

《本经》具有"下气"之效的药，并非一般的理气药，粗略归纳，有气平的石斛、乌梅；气寒的苡仁（微寒）、郁金、姜黄；气温的蜀椒、旋覆花、半夏、杏仁、砂仁、吴茱萸、辛夷等。涉及益阴、收涩、利湿、祛瘀、祛寒、止咳化痰、化湿、温里、解表等多种功效，可见气病的复杂多变性。以下举例说明之。

（1）石斛：气平味甘（系指鲜品），从生石上，经年不死，谓得水石专精，补五脏之阴。"主伤中，除痹，下气……""斛"乃量或量器名，有主出入之意，治伤中，即运行中土之意，中气调和，则邪气自下。所以，从脾土发挥下气之效。

（2）乌梅：气平味酸，谓"立下气"。梅花放于冬，梅实成熟于夏，独得先春之气，肝木之味（酸）。肺主气，肺气平则降，乌梅为生气上升之品，生气有助肺气平，所以逆气自下，即通过平肝木而助气降。此处，非单纯酸敛收涩之用。

（3）苡仁：气微寒味甘，谓"下气"。苡仁是禾本植物中生长期最长的，得地中平之性，与秋金之燥气。气降味和，专除阳明湿热，既利阳明之气，也能益肺，肺气治而使气下行，使金清肺实。所以下气又益气。

（4）郁金：气寒味辛苦。《新修本草》谓"主血积，下气，生肌，止血，破恶血，血淋，血尿，金疮"。郁金之名郁，并非来源于解郁之意，而是古人用郁金浸酒，酒色金黄通透且香味浓郁而得名。心主血，肺主气，其味苦破血，气寒降气，所以本品主血积而能下气。

（5）蜀椒：气温味辛。严格讲，蜀椒本身属阳，气味俱圣，但味辛入肺，具温肺之效。肺温则肃降功能得以发挥，谓下降之令行，所以下气。实际上是针对肺有寒、下不行而言。至此，引出一个值得思考的问题——为什么一个气味俱升的药，《本经》却言"下气"？这就是中药的作用往往不是替代脏腑行使功能，也不能"代化"。不是蜀椒自身使气下降，而是通过温

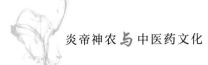

肺激发肺固有的肃降功能而已。

（6）辛夷：气温味辛，花色如玉，花香如兰，故又名玉兰。谓"久服下气"。辛夷辛温气浮，性极升，专入肺解散风热，又何以下气呢？张志聪说："禀阳明土金之气化也，阳明者，胃脉也，其气下行，故久服下气。"还有辛夷主治五脏不和而为身体之寒热，五脏所归，其气则下行。此处"下气"非一般理气药之功效。

（7）当归：气温味苦，入心肝，主养心血与肝血。血枯则肝木扰心火，上刑肺金，故咳逆，因当归之养血，能使心肾之气上下相交，各有所归，故咳逆上气自平。

（8）菖蒲：气温味辛，生水石之间，一寸九节者良。味辛能润肺，上与肺金相合而出于肌表，肺润则气降，而咳逆上气自平。

（9）五味子：气温味酸，五色五味，被称禀五运之精。得东方生长之气，主益气；肺主呼吸，发源于肾，咳逆上气则是肺肾不交，五味子能启肾之水精，上交于肺，故治咳逆上气。

总之，气乃肺所主，气之为病则变化多端，即使同为气不降也有寒、热、瘀、湿、痰、风等不同病理机制。咳逆上气则是逆在肺气不降，治在肺、肾、气、血等。所以《本经》才会出现不同属性的下气之药，这有别于一般的脾胃气滞、肝气郁滞等，也为气病论治提供了更多的方法与方药。

7. 《本经》对中医肿瘤学的贡献

近年来，随着现代科学技术的发展，肿瘤的基础与临床研究成果与日俱增，中医药治疗在恶性肿瘤的综合治疗中发挥巨大的作用。中医肿瘤学的内涵和规范，大多源于《神农本草经》中相关药物的注解与启迪。

（1）奠定中医肿瘤学基础：《神农本草经》强调对疾病要早期诊治，中医治未病，抓住有利的治疗时机，能更加轻松地达到治疗效果且预后更好，虽不能一方药到病除，也能循循诱导，直达病根。可见疾病预防及早期治疗的重要性，至今仍有重要的临床指导意义。并列举案例，如"夫大病之主，有中风、伤寒、温疟、中恶霍乱……坚积癥瘕……痈肿、恶疮……瘿瘤……皆大略宗兆，其间变动枝节，各依端绪以取之"，提示肿瘤临床治疗时也需辨证论治，对证下药，方可见到疗效。

（2）发掘抗癌中药的巨大宝库：《神农本草经》所载药物的功效为两汉以前用药经验的总结，为后世药物治疗疾病构造了蓝图。全书所述药物包括内、外、妇、儿各科共170多种。《神农本草经》在抗肿瘤中药的研发方面占有举足轻重的地位，如发现的抗肿瘤药物中，人参、灵芝、贝母、蚤休等均出自《神农本草经》。现代临床将这些中药成分进行提取，进行再加工，使疗效得到更进一步的加强，如复方斑蝥注射液及胶囊、复方苦参注射液、灵芝多糖等。

通过现代研究发现，《神农本草经》所载的药物中具有抗肿瘤功效者115味。其中，上品药43味，包括人参、黄芪、薏苡仁、灵芝、阿胶等。在晚期癌症中，大多数患者正气亏虚，这些药物用于扶正补虚，进行带瘤生存的治疗；中品药45味，包括海藻、猪苓、当归、鳖甲、苦参等，适用于中晚期癌症，攻补兼施，可以进行缩瘤治疗，避免肿瘤进一步恶化；下品药27味，包括斑蝥、蟾蜍、甜瓜蒂、蚤休等，对于早、中期癌症，正气还未亏虚者，可使用药效较强的药物，解毒消癥。能最大化遏制肿瘤，甚至达到较好的预后。中医治疗肿瘤常用清热解毒、活血化瘀、除痰祛湿、软坚散结、以毒攻毒、扶正补虚等方法。

（3）扶正祛邪与食疗本草康复治疗的典范：《神农本草经》中所载药物不少可以作为食物，长期服用可健身却病，有轻身不老、不饥延年的疗效。运用一些调理脾胃、富有营养的食疗餐饮来培补机体，既可防止早衰或使机体正气旺盛，又能提高抗病能力，预防疾病。如鹿茸、枸杞子、杜仲、菟丝子、女贞子、黑芝麻、莲子、芡实、肉桂、人参、白术、甘草、大枣、山药、蜂蜜、茯苓、天麻、天冬、麦冬、玉竹、石斛、生地黄、桂圆、茵陈、菊花等，均源于此。《神农本草经》最早提出食疗本草扶正以祛邪的理念。如其载枸杞子"久服坚筋骨，轻身不老"等，该类药物比比皆是。而肿瘤的治疗、术后及放化疗后的恢复、防复发、防转移、提高患者生存质量等，都与提高机体抗病能力有很大的相关性。

《神农本草经》首载药物分类，对现今药物学及方剂学产生很深的影响，《神农本草经》作为中药学的知识宝库，其中有很多值得开发的内容，在中医理论指导下，随着现代科技手段的发展，中药研究必将大有作为，获得丰硕的成果。

第五节｜源远流长

《神农本草经》是我国公认的现存最早的本草学专著，是我国本草文化的源头。《本经》是我国本草学专著的肇始，也是我国本草学研究的基石。纵观我国两千余年的本草发展史，在《本经》的面世之后，涌现出了一大批本草学著作。如本草中里程碑式著作《本草经集注》《新修本草》《证类本草》《本草纲目》，分别代表了三国两晋南北朝、唐代、宋代、明代五个历史时期的本草学成就。还有如《神农本草经读》等多种在《本经》基础上发展起来的其他著作。这些著作大多以《本经》为框架，在其基础上进行不断修改和完善。《本经》及以它为核心的后世本草著作从分类方法、功用主治、药物理论、质量控制等方面，构建起药物使用规范的框架，涵盖了传统药物规范性使用的各项要素。通过对《本经》及其衍生发展出的本草学著作进行研读并整理，可让后人全面了解本草学的发展历史，再次感受《本经》在本草学中无可替代的重要地位。

《本经》分为总论和各论两部分，总论概括地讲述君臣佐使、七情配伍、四气五味等药物理论，以及药物的采收、炮制、贮藏和用药方法等；各论介绍每种药物的具体内容。其载药 365 种，药物分类明确，对药物的品名、性味、主治功用的陈述有序而集中，如书中对大黄的主治描述为"主下瘀血，破癥瘕积聚、留饮、宿食，荡涤肠胃，推陈致新，通利水谷，调中化食，安和五脏"。《本经》作为最早的综合性本草著作，首次对中药进行了分类记载，是中药分类的起点，其采用的上、中、下三品分类法，主要依据药物"益寿""祛疾"的功效及毒性的强弱进行划分，并简要说明其分类原则和药性。《本经》并非单纯讲药的古代中药书，而是一本着眼于临床、教人用药治病的中医药书籍，"四气""五味""治寒以热药，治热以寒药"的观点都首见于《本经》，并且其中所含的毒性制宜的观点，也成为后世使用有毒中药、把控药物毒性的理论总纲。《本经》中建立的中药理论体系也是中医药理论体系框架形成的重要标志。

《本经》原书早已散佚，而它的作者也并非像传说那样是神农所作，而是若干医家集体完成。由于当时人们"崇古贱今"的原因，托名为之。《本经》的成书年代自古便考论不同，有人说其成书于秦汉时期，有人认为其成书于战国时期，也有成书于汉代之说。此书继唐代后便不复得见，而其主要内容由于被记录在历代本草著作中才得以被保存下来。为了让此书的原貌展现在世人眼前，据说最早从南宋时期便有人开始对《神农本草经》进行辑佚工作。至今，现存辑本有十五六种之多。其中，清代孙星衍及孙冯翼叔侄合辑的孙辑本、清代顾观光的顾辑本及日本江户时代的森立之辑本最为完整且被认为最接近《本经》原貌。

总之，《本经》作为我国本草学说的开端，它的出现衍生出数不胜数的

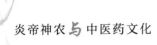

本草学著作，后期诸多学者对它进行不同角度的解读和探讨，在中医药界留下了浓墨重彩的一笔。

一、对经典本草著作的影响

1. 《本草经集注》——《本经》的传承

《本草经集注》是梁代著名医药家、文学家陶弘景所著，是在《本经》的基础上，对梁代以前的名医记录进行整理和注释而成的综合性本草著作。《本草经集注》共7卷，载药730种，由《本经》（365种药物）、《名医别录》（365种药物）和陶弘景注解三部分组成，陶弘景为了让读者和后人能区分《本经》和《名医别录》的内容，特地采用朱、墨杂书的方法，以红字书写《本经》，以黑字书写《名医别录》，这样的记录方法，对保存《本经》的内容有非常重要的文献价值。

《本草经集注》不仅扩充了《本经》的药物数量，还在《本经》的药物分类方法基础上进行了发展和创新。《本草经集注》在《本经》的药物分类基础上，对三品分类原则做了进一步的解读，云："上品药性，亦皆能遗疾，但其势力和厚，不为仓卒之效，然而岁月常服，必获大益；中品药性，祛患当速，而延龄为缓；下品药性，专主攻击毒烈之气，倾损中和，不可常服，疾愈即止。"陶弘景的这一阐述使三品分类的界定更加清楚合理。与此同时，针对当时不同版本《本经》提到的"草石不分、虫兽无辨"的混杂情况，陶弘景创造性地按照药物的自然属性进行分类，依据药物本身的形态、属性等，将药物划分为玉石、草木、虫兽、果、菜、米食及有名无用七类，并以此七类为纲，每一类药物（除有名无实类）又细分为上、中、下三品。这种以自然属性为一级分类、以三品药性为二级分类的分类法，既是对《本经》三品分类的继承，又是对传统三品分类法的突破，是中药分类法上一次巨大的进步，对后世产生了不可磨灭的影响。

　　同时，在中药药性方面，陶弘景不仅总结了晋以前的医家记录，而且结合民间实践及自身的经验，对《本经》中关于药物的性能、形态等内容加以考证与勘误，并且提出了自己的见解。例如，陶弘景非常重视药物的寒、热、温、凉四种不同的药性，在《本草经集注》写道："其甘苦之，味可略，有毒无毒易知，唯冷热须明。"他在《本经》原有的"大热、温、微温、平、微寒、寒"六种药性的基础上，又细分出"大温""大寒"两性。同时，他提出在根据病情和药性组方用药时，还应该考虑患者的性别、年龄、体质、情志、环境及风俗习惯等情况，正如其在《本草经集注》序录中所云："复应观人之虚实补泻、男女老少，苦乐荣悴，乡壤风俗，并各不同。"陶弘景的这种观点是在辨证用药的基础上充实发展的，这不仅是陶弘景自身实践经验和理念的体现，也与"因人制宜"及"天人相应"的中医思想不谋而合。

　　在中药配伍上，陶弘景对《本经》阐发的"君臣佐使"配伍原则有不同见解。他在《本草经集注》中说道："世道著方，亦不必皆尔"，"今和合之体，不必偏用"，提出了"自随人患苦，参而共行"，"大抵养命之药则多君，养性之药则多臣，治病之药则多佐"。意指不必拘泥于固定药物搭配及比例，应根据具体病症具体分析再进行治疗，灵活组方用药。此外，陶弘景在《本草经集注》中设立"七情药例"专篇，在《本经》高度凝练的七情理论基础上进行了更深入详尽的诠释。其明确分析了 141 对药对配伍的优良利弊，推动了七情理论的规范应用，对临床组方配伍具有积极的指导作用。

　　关于对药物毒性的理论研究，《本经》首次将"毒"的概念解释为药物的不良反应，将中药毒性列入中药药性理论，并对有毒药物的服用方法有了一定的说明。而《本草经集注》继承了《本经》对药物毒性的概念界定，对服用方法有了进一步的阐述，并总结了药物解毒的实例，提出应用有毒药物"皆需量宜"，应根据药物毒性不同，用不同的剂量标准。《本草经集注》创设了"解毒"专篇，介绍了各类中毒的处理方法，对临床用药的增效减毒、提高疗效具有深远影响。此外，《本草经集注》还对中药的质量控制及炮制方法进行了详细的解释，丰富了中药理论体系，对后世临床用药的安全、规范及调剂制剂都有重要意义。

相比于《本经》，《本草经集注》更具有临床实用性，其许多理论至今仍作为中药临床治疗的参考指导，在历史上对中药理论体系的完善有承上启下的重要作用。

2. 《新修本草》——第一部官修的本草学著作

《新修本草》也称《唐本草》，是由唐政府主持修订并颁布的第一部大型本草学著作，也被誉为世界上第一部药典性著作。《新修本草》实际由四部分组成，即《本经》《别录》、陶氏注解及苏敬等新增补内容，系统地总结了我国唐以前本草学研究的学术成就，并在此基础上新增了唐代本草学研究的新成果。此外，还在陶弘景《本草经集注》的基础上增加了药物种类，并增添了绘图目录。至此，本草书中开始出现附有文字说明的对应药物的图谱，是本草学史上的一次创世之举，开创了本草学编写图文并茂的先例。《新修本草》的编写宗旨是"本经虽阙，有验必书，别录虽存，稽之必正"。它一方面继承了历代本草学著作的优点，不随意窜改其文字、保留《本经》的本来面貌；另一方面广泛采纳群众的意见，汇集许多医家的见解，博采众长，后对各种认识进行分析研究，提出自己的想法和见解。

《新修本草》的药物分类法源自陶弘景的《本草经集注》，将自然属性分类法与三品分类法进行了结合，只是较《本草经集注》在药物部居、药物三品及药序上略有变更。其将《本草经集注》中草木、虫鱼重新划分为草部、木部及兽禽部、虫鱼部；还发现了 20 味因"时医不识"而变成"有名无用"的药物。由于《新修本草》主体源自《本草经集注》，因此其仍沿用了陶弘景区分《神农本草经》和《名医别录》的方法：以朱注《本经》之药，又以墨注《名医别录》药。新附药亦用墨书标记，并在每条文末书"新附"二字以区分。对《本草经集注》原定药名有不同意见时，不轻易改动，只在标注中写明不同意见，以保留旧貌。如：《本草经集注》"蜡蜜"条，其有注云"宜除蜜字"，但在《新修本草》正名仍作蜡蜜。《本经》所载药物的生长环境与产地在《本草经集注》中皆为朱字，然《新修本草》全部将其改为了墨字。有人猜想，是因陶弘景曾说："其本经所出郡县乃后汉时制，疑仲景、元化等所记"，这一疑问在于志宁与高宗讨论本草时又被强调。《新修本草》或许凭此依据将朱字改为墨字，这一改动也使后世对此众说纷纭。

《新修本草》作为官方颁布的药典，被列为医学生的必修科目。成书后，流传到日本等国，也被作为医学生的必修课本，对国内外医药学的发展都起到了积极的推动作用。其中的食疗、美容等相关叙述都有极大的学术价值，成为中古时代医药发展的里程碑。

3. 《证类本草》——本草学重要的参考资料

《证类本草》是宋代唐慎微所著，全名为《经史证类备急本草》，是我国现存内容完整的本草古籍中最早的一部。全书载药 1 746 种，它的分类方法大多参考了宋以前本草学的分类方法，按照药物的自然来源分类，如玉石、草、木、兽禽、虫鱼、果、菜、米谷等，不过将"兽禽"再进一步细分为"人、兽、禽"三类。《证类本草》在本草学史上有举足轻重的地位。作为一部北宋时期的本草书籍，《证类本草》是 12 世纪以前所有本草研究成果的大集成。其记载了近 1600 种药物的释名、性味归经、毒性、形态、种植采摘、主治功效、治则组方和用法用量等，可以说对当时我国中药发展和中医临床治疗的水平已有了客观总体的认识。

此外，《证类本草》还对大量前代本草文献原文的保存做了巨大的贡献，包括经史子集、文集杂录、佛书道藏等 215 种各类文献中的有关本草的记载，其中还记录了大量的民间本草单方，还有《嘉祐本草》《本草图经》

《本草拾遗》《唐本草》《食疗本草》等著作，几乎囊括了我国宋代以前的本草精华。通过整理这些以《本经》为始的中国本草研究文献著作链，《证类本草》完成了对本草古籍原貌的高度保存，成为了大量后世亡佚的古籍，尤其《本经》的辑佚的重要参考资料，有着极高的文献辑佚和补遗价值。《证类本草》对方书进行了大量的引用，其"以方证药"的创新之举对这些医方的临床应用也有巨大的实用价值。

4. 《本草纲目》——古代本草学集大成之作

明代李时珍"举一家之力"以毕生的精力铸造辉煌巨作《本草纲目》，成为中国古代本草发展史上的巅峰。《本草纲目》载药 1892 种，共 52 卷，各论 16 部、60 类，约 200 万字，附图 1100 余，附方 11000 首。该书完善了自然属性分类法，按"由微至巨，由贱至贵"的方法分类，体现了进化的思想。《本草纲目》系统地整理了明代以前的本草学成就，并且记录了李时珍亲身实践而得的宝贵经验。明代夏良心重刻《本草纲目》序言时评价："大抵与苏颂图经、唐慎微证类相表里。"意为其对《本经》的考证更加详细精准，收录范围更加广博。

李时珍之后的《本经》辑佚本都或多或少受到《本草纲目》的影响。在内容上，《本草纲目》为后世的《本经》辑佚提供了内容借鉴。大部分辑佚本在遇到与其他书籍不符之处时，并不以《本草纲目》为准，而始将其作为异文列出，浅谈一番，给或不给出个人意见，让读者自行判断。至今的《本经》辑佚仍多用此方法，如尚志钧先生的《神农本草经校注》、马继兴先生主编的《神农本草经辑注》。可见学界对《本草纲目》在《本经》辑佚中起到的作用和价值是认可的。

同时，因《本草纲目》保存了明代以前的诸多本草学内容，深受历代《本经》辑佚诸家重视，很多学者便直接以《本草纲目》中保存的《本经》内容为主体做辑佚，如清代莫枚士的《神农本草经校注》、张志聪和高世栻合著的《本草崇原》等。虽然这些辑佚在来源上犯了错，但这类辑佚本数量之巨大，成为了《本经》辑佚著作中的重要组成部分，对中国本草学发展产生了深远的影响。因此，这些辑佚本仍是现代学者们研究《本经》时需要重视的参考资料。

此外，《本草纲目》在辑佚《本经》上留给后世最大的价值是其保存了非常完整的《本经》目录。其在序例第二卷中，完整抄录了《本经》的目录，并言："故存此目，以备考古云耳。"虽然尚需更多证明，但其既符合《本经》药名总数，又符合《本经》三品分类药数，是目前可以参考到的最完整的《本经》目录。因此，其重要价值是毋庸置疑的。

综上，《本草纲目》对《本经》的辑佚有着重大的价值，其保存了一个非常完整的目录，为其药名和药序的确定提供了原始资料。其次，《本草纲目》所保存的明以前的本草学内容也为《本经》辑佚提供了详细而精确的参考资料。

总之，《本经》→《本草经集注》→《新修本草》→《证类本草》→《本草纲目》，这些本草著作是一脉相承的。虽然在卷数、药物数量及相关内容方面都有发展和增加，但在总的体例、编排方式上与《本经》保持大体一致，可以说后世这几本经典本草著作都是在《本经》的基础上发展起来的，是对《本经》的一种创造性的继承。

二、其他本草学著作

《本经》因其晦涩难懂，故历代医家围绕它做了大量的整理和注释，为丰富与发展《本经》的学术思想起到重要的作用。

1.《神农本草经读》——"以经解经"

清代陈修园的《神农本草经读》从临床实践方面入手，遴选了《本经》的上品药 67 味、中品药 49 味、下品药 3 味，共 119 味，并在书中列入后世其他本草著作的药物 48 味，共计 167 味。陈修园的《神农本草经读》融合了《黄帝内经》《难经》《伤寒论》等经典，以此来对《本经》进行了全面的解说，对后世影响甚广。

陈修园擅长用经典解读经典。如人参，《本经》言其"味甘、微寒"，这一说法颇受历代医家争论。陈修园以张仲景的经方为例，佐证《本经》对人参的描述，云："余细味经文，无一字言及温补回阳。故仲景于汗、吐、下阴伤之证，用之以救津液。而一切回阳方中，绝不加此阴柔之品，反缓姜、附之功。故四逆汤、通脉四逆汤为回阳第一方，皆不用人参。"陈修园认为张仲景只在津伤证中使用人参，并没有在亡阳证中使用人参，是因为人参的甘缓之性会影响干姜、附子等药的药效。陈修园的这一言论有理有据，令人信服。由此可见，由于炮制方式的不同，或因产地各异，在张仲景时代，人参的确为甘寒养阴之品。近代的临床实践也表明，人参确有益气养阴之功。

陈修园虽然对《本经》怀有崇高的敬意，但并未全盘接受《本经》的所有说法，他勇于改动经典著作中不恰当的部分，又富有自己的见解和创新的精神。他对《本经》中的上、中、下三品分类重新整合，选取《本经》中的药物 119 味，增加了后世本草著作中的常用其他药物 48 味。如黄柏、白芷、川芎等，原本是《本经》的上品药，陈修园却将这几味药置于中品之列。他在《神农本草经读》中言黄柏"然皆正气未伤，热毒内盛，有余之病，可以暂用，否则不可姑试也"，认为黄柏气雄力壮，邪盛时可以短暂使用，但不可久用，与上品药多服、久服不伤人的特点不相符。

《本经》对药物的记载大多用寥寥几句话介绍药物的基本情况，对于各药物主治病证的描述非常详尽，但对于药物治病的机理却没有细说。在《神农本草经读》中，陈修园用自己的中医药知识清晰地概述了药物与其所主的病之间的内在联系；还对《本经》的药物功效加以注释，使其更加清晰明了，对后世读者学习、理解年代久远的《本经》大有裨益。

2. 《本草崇原》——创"五运六气之原，明阴阳消长之理"

《本草崇原》是由清代的医家张志聪和他的弟子所著，是一部注释《本经》的药学著作。全书共分三卷，采用《本经》的分类法，将药物按上、中、下三品进行分类，每品各一卷，每种药的药名、性味、主治、应用等先简录《本经》的内容，其次用小字注释药物的别名、产地、形态、品质、真伪等，再用大字注释药物的性味、功能主治，此外，书中出现的《本经》中没有的药，会在目录下注以"附"，表明为编著者增加。张志聪在《本经》的基础上，创立了"五运六气之原，明阴阳消长之理"的药气理论，详细地阐述了药物的性味、归经。他尤其重视"格物用药"的原则，曾说"万物各有自然之性。凡病自有当然之理，即物以穷其性，即病以求其理，豁然贯通，则天地所生之万物，人生所患之百病，皆日一致矣"。张氏认为格物用药是历代名医的用药原则，这与《本经》所提的观点不谋而合。《本草崇原》从"阴阳""运气"来解读《本经》，并创建了自己的药性理论，对于后人研究《本经》原著有重要的指导作用，是后人读懂《本经》、掌握《本经》精神的桥梁。

3. 《神农本草经百种录》——"以经指导临床"

《神农本草经百种录》为清代名医徐大椿所作。徐氏指出前人对《本经》注述"只释其所当然，而未推测其所以然"。因此，徐大椿的《神农本草经百种录》在于"辨明药性，阐发义蕴，使读者深识其所以然，因此悟彼，方药不致误用"，其本意在于以《本经》来指导临床用药，保证用药安全。

《神农本草经百种录》全书共一卷，收录药物 100 种，按三品分类法对药物进行分类，上品 63 味，中品 25 味，下品 12 味。每品下记载了该品所收录药物的名称、经文，每句经文下都有徐氏注文。徐大椿用简明扼要的数句话解释《本经》的奥妙，指明用药的真谛。如《本经》言茯苓"久服安魂养神，不饥延年"。徐大椿为茯苓注文："心脾和通之效。"《神农本草经百

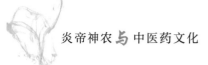

种录》从临床用药的实用性出发，揭示《本经》常用药物的药性机理与用药规律，为后世医家打开了本草学的大门。

4. 《本草求真》——"立足于药物功效分析用药"

《本草求真》是清代黄宫绣所编写的。黄宫绣认为"本草药味，他氏多以草木、昆虫、金石类为编次，以便披阅。然形质虽同，而气味不就一处合编，则诸药诸性，又已分散各部而不可以共束矣"，指出这类本草学著作的分类方法虽然便于按药物来源检索，但对相同功效的药物却不能够总体把握。比如《本经》的三品分类法，其实是按照药物的"益气延年""遏病补虚""除邪破积"等功效及药物是否有毒来进行分类的，这种方法是过于笼统了。黄氏的《本草求真》将全书的 520 种药分为补、涩、散、泻、血、杂、食物 7 类。除食物类外，其余 6 类又分若干子目，并对所录药物进行编号。如补类分温中、平补、补火、滋水、温肾。这种分类系统明细，药物排列合理，为临床用药带来了极大方便。《本草求真》立足于药物的功效，分析用药的理由。如黄芪由益气而直言补肺脾气，龙胆由泻火而泻肝胆实火。既突出了药物的特征，又增强了用药的准确性。

5. 《本草经解》——"阐述用药原理和处方原则"

《本草经解》从《本经》365 种药物中选录了 117 种，从其他本草书中择取 57 种，共 174 种临床常用药物，从药物的性味归经着眼分析，对《本经》等书的原文做了详尽必要的注解。此书还在临证用药方面，特别是在有补泻功效的药物临床使用方面，抓住了此类药物的应用关键，对后世医家用药发挥良好的临床指导作用。并且《本草经解》在每个药物后附有方剂，注释了《本经》各药物的配伍应用，由单药演绎经典的方剂，为后世学者阐述了用药的原理和处方的规则。

6. 《本草蒙筌》——"重视药物气味的应用"

药物气味是表示药物的性质或作用的药性理论，这一理论始创于《本经》，后代本草著作虽然都对此多有论述，但多散见于各个药中。陈嘉谟在《本草蒙筌》一书中很重视药物气味的应用，特别用了大段文字描写"治疗用气味"这一论点，提出"治疗贵方药合宜，方药在气味善用"的观点。陈嘉谟主张在认识药物的功效以前，如果善于利用该药的气味特点，可以增强临床用药的准确性，治病就会有"犹鼓掌成声，沃水成沸"之效。这种观点与现在的观点是相符的，表明作者善用气味的前瞻性。据《本经》记载，主治"咳逆上气"的药有 20 余种，但是却没有指明这些药物如何发挥作用去治疗咳逆上气的，而《本草蒙筌》从药物的气味角度很好地解析了这一点。陈嘉谟在运用气味治病方面有丰富的临床经验，至今仍为医家效仿。

7. 《本草图经》——我国现存古代最早的镂刻雕版药图

《本草图经》是由宋代苏颂所著。《本草图经》中的药品主要来源于《本经》及其他本草专著，记载的每味药分药图与注文两部分，"图以载其形色，经以释其异同"。其中的药图部分是我国现存古代最早的镂刻雕版药图。该书注文部分内容丰富，包括药物的名称、产地、原药物形态、药材性状、鉴别、采集时间、加工炮制、性味主治、附方等内容。《本草图经》还记载了大量少数民族和外来药物，如白豆蔻出伽古罗国、龙脑香出婆律国、没药生波斯国等，外来药物涉及的国家包括现今的越南、伊朗、印度。苏颂对外来药物的整理与记录，在药物品种、产地等方面丰富了本草学的内容，对发展和促进中医药产生了极其重要的影响。

8. 《本草品汇精要》——采用"二十四则"对药物进行阐述

《本草品汇精要》是明代唯一由政府下令编写的本草学专著。全书共 42卷，分为玉石、草、木、人、兽、禽、虫、鱼、果、米谷、菜十一部，共收载 1815 种药物，采用上、中、下三品分类。对于书中每种药物的介绍，先引用《本经》等其他著作对该药的记载，列举其功效主治，然后按"二十四则"详细论述，包括该药的别名、产地、采收时节、质地、性味等 24 项内容，打破了以往以《本经》为中心层层加注的传统体例，当然，每味药不强求 24 项面面俱到，根据药物的实际情况，有则列举，无则略过。这种把药物的鉴定、炮制、配伍、药理等方面分条归纳，把有关内容集中在一起的方法，避免重复，便于查阅，无疑是本草史上的一大进步。

9. 《开宝本草》——第一次用雕版印刷的本草学著作

《开宝本草》是以宋太祖赵匡胤第三个年号"开宝"命名的中药学著作，是由国家组织医药人员编写的，是第一次用雕版印刷的本草学著作。《开宝本草》原书已佚，但其内容散存于《证类本草》中，根据记载研究得，《开宝本草》为 20 卷，目录单独一卷，共 21 卷。全书分序例与药物两大部分，序例的性质如同总论，药物部分相当于各论。将引用《本经》的文字刻成黑底白字，这种对所引用的文献进行标记，对本草著作的保存有一定的作用，也使后世对本草研究有所依据。

10. 《神农本草经校注》——研究《本经》的特色专著

《神农本草经校注》是由清代末期莫文泉通过研究《本经》进行辑注的一部专著，全书共 3 卷，全部收录了《本经》中的 365 种药物，又附 41 种药物的专题论述。莫文泉以自己的见解对这 41 种药物从形态、与相近药物的鉴别、使用特点等方面进行专题论述，对于认识《本经》中的药物具有"辨是非、识物类"的作用。《神农本草经校注》用通俗易懂的文字，简洁全面地对《本经》勘正研究，对于后世中医药学者学习古代药学知识、发掘《本经》的深层内容有积极的现实意义。

11. 《伤寒论》——本草学走向临床

秦汉时期的药学理论主要反映在《本经》所记载的药物的分类、四气五味及君臣佐使的配伍原则，虽只有寥寥数语，但言简意赅，对张仲景《伤寒论》用药的指导影响颇深。《本经》对于药物的性味只做了简略记载，未明确其与病证间的关系，《伤寒论》则对此做了补充说明。发散药多辛温，如麻黄、桂枝；收敛药多酸涩，如五味子、乌梅；清热燥湿药多苦寒，如黄连、黄芩；回阳药皆辛热，如附子、干姜。张仲景将药物性味相互配合应用，充分发挥了药物性味的作用。《伤寒论》中方大多君臣佐使明确，如麻黄汤中麻黄为君，桂枝为臣，杏仁、甘草为佐使；桂枝汤中桂枝为君，芍药为臣，甘草、生姜、大枣为佐使。此外，《伤寒论》中大量运用了相须相使的理论以求发挥药物最大效果，如白术配茯苓、柴胡配黄芩、麻黄配桂枝、附子配干姜、石膏配知母等。

对于用药方法，《本经》序例已有记载："药性有宜丸者，宜散者，宜水煮者，宜酒浸者，宜膏煎者，亦有一物兼宜者，亦有不可入汤、酒者，并随药性，不得违越。"，但对于具体如何用药并没有进行详细阐述。根据《伤寒论》的记载，甘遂、大戟、芫花不入煎剂，现代研究亦证明其有效成分不溶于水；半夏因对局部有强烈刺激性而不宜作散服，且此有毒成分不溶于水，只经加热久煎后才可被破坏；巴豆捣霜可减毒；阿胶需烊化；芒硝应冲服；等等。此外，不同的炮制和煎服方法可产生不同的疗效，如生附子回阳救逆，熟附子通络温阳；生姜发散水气，干姜温阳散寒等。在药物的具体运用中，需选用最适宜的剂型和炮制方法以发挥最大的治疗效果。如对于一些难溶性药物，张仲景选择了先制丸再煎丸的方法，以保证药效的发挥，如抵当丸，这些都是对《本经》用药方法的详细阐述和发挥。自《本经》以来，对药物的应用进行归纳、提炼其功效，以便于指导临床，成为《伤寒论》对证用药的参考与指导。

总之，无论从药物理论还是临床应用，《伤寒论》都受到《本经》的重大影响，不仅继承了《本经》的精华，还在此基础上多有创新，使《本经》的药物学理论趋于完善，并就此走向临床，发挥了中医药的最大功效。同时，也留给后世更多的未知，创造了巨大的探索空间，推动、指导着现代中医药学的发展。

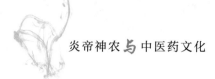

三、《神农本草经》对后世的贡献和意义

自《本经》产生后，以此为核心的本草学一直都处于不断丰富的过程中，具有显著的延续性。后世本草学著作是一脉相承的，都是围绕着药物的分类、功效主治、用药理论、质量控制等方面不断加以总结规范。

随着本草学的发展和本草资料的丰富，本草著作所采用的体例开始趋向严谨、规范。例如《本经》采用的是单味药的叙述体例；到陶弘景《本草经集注》时，为了保留本草著作的原貌，创设了大小字结合、朱墨分别撰写的体例；《新修本草》保持了《本草经集注》规范的体例，新增药物用黑大字，末尾注"新附"，新增的注文用双行小字；《证类本草》体例严谨规范，出处清晰明确；《本草纲目》用小字注"某某曰"或"某某"，并以框和括号注明出处。在药物的分类上也逐渐细化清晰，从《本经》的三品分类到《本草经集注》自然属性结合三品分类，再到《本草纲目》"析族区类，振纲分目"的自然属性分类，药物的分类越来越细、越来越接近药物的基原。随着医学理论和药物理论的发展，这两者的联系性也越来越强。从《本经》开创的四气五味、七情、君臣佐使等药物理论，到《本草纲目》提出的五味宜忌、五脏六腑用药气味补泻、随证用药等，表明中药的功能主治和特点更加清楚，更加趋向于临床实践。

《神农本草经》作为中国第一部药物学专著，其历史地位是不可小觑的。《本经》将东汉以前零散的药学知识进行了系统总结，其中包含许多具有科学价值的内容，被历代医家所珍视。《本经》首次提出了"君臣佐使"的方剂理论，对方剂学影响深远，一直被后世方剂学沿用；《本经》提出的"七情和合"原则在几千年的临床实践中发挥了巨大作用。总之，《本经》是我国早期临床实践经验的第一次系统总结，总结了古代劳动人民通过长期实践取得的药物学成就，是中药学的经典著作，也是中药理论的精髓，更是中医药学理论的重要支柱。

第七章

炎帝神农中医药文化的启示与反思

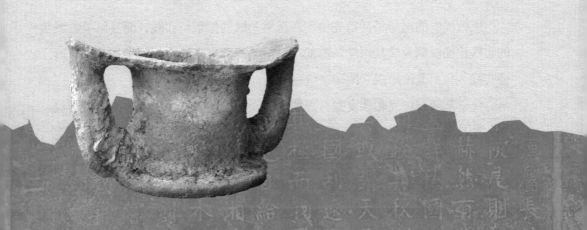

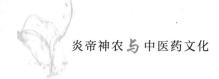

第一节 | 炎帝神农的医学精神

炎帝"尝百草",被世人尊称为"医药之神""华夏之祖"。炎帝以自身的实践和探索精神,奠定了中医学的基础,开创了中医学文化。

炎帝以一人之力"尝百草",甚至"日中七十毒",这些神迹一般的举动曾在学术界受到质疑。但可能性极大的是,炎帝作为神农部落的首领,身先士卒,率领族人遍尝百草,这既不违文献,又具有现实的可能性。炎帝应为当时姜姓部落首领的尊称,而尝百草的炎帝与阪泉之战中败于黄帝的炎帝可能也非一人,只是都是神农部落的首领,所处时代相差约几百年。但与所谓的史实相比,对于当今人们更重要的是汲取炎帝的医学精神,焕发新时代的医学担当。

一、炎帝神农的医学探索

炎帝神农的医学精神首先体现在医学领域的探索与实践,而其医学领域的实践也能深刻反映其医学精神的广度与深度。炎帝神农的医学精神是"道德实践"与"理论知识"的辩证统一。

医学范畴有广义和狭义之分。狭义的医学仅指医疗,广义的医学泛指卫生,即为增进人体健康,预防疾病,改善和创造合乎生理、心理需求的生产、生活环境所采取的个人和社会的一切措施。《黄帝内经》等中医经典较多采用广义的医学范畴。炎帝神农致力于通过药物治疗、饮食、制药、音乐、衣物等途径来提升原始社会人民的健康水平。

1. 遍尝百草

炎帝神农尝百草是开创原始中药学的伟大实践。《纲鉴易知录》详细记载："民有疾，未知药石，炎帝始草木之滋，察其寒、温、平、热之性，辨其君、臣、佐、使之义，尝一日而遇七十毒。"由此可知，一是尝百草前"未知药石"，原始医学尚未产生；二是尝百草上升到了认识药性，体察并按寒、温、平、热分门别类以方便使用的理性认识层次；三是尝百草遭遇巨大而频繁的危险，"一日而遇七十毒"。尝百草辨别药性属于科研实践。

2. 药草治病

用药草治病属于临床实践。《纲鉴易知录》记载："遂作文书上以疗民疾，而医道自此始矣。"炎帝神农不仅开创了原始中药学，也为中医治疗学的开创做出了重要贡献。

3. 食主五谷

炎帝神农尝百草，另一大重要发现就是"获嘉谷"。《淮南子·修务训》载："古者，民茹草饮水，采树木之实，食蠃蚌之肉，时多疾病毒伤之害，于是神农乃始教民播种五谷……"已有多处出土谷物类考古资料证明，中华民族是世界上公认最早种植水稻者。炎帝神农引导民众发展原始农业，建立了五谷为主食的饮食结构。

4. 倡导茶饮

南宋陆羽《茶经·六之饮》云："茶之为饮，发乎神农氏，闻于鲁周公。"茶，被炎帝神农认为可以和五谷一样进入民众的日常饮食结构，有益健康。茶饮与五谷主食一起，由炎帝神农引入中华民族的日常饮食，温和而持久地改善、提升民众体质。

5. 发明陶器

《逸周书》载："（神农）作陶，冶斤斧。"陶器为炎帝神农发明。既然原始中药学、植物医学与陶器制作均已草创，熬制药液的最初实践应当已具备物质基础。长期熬制药液的实践中积累的经验，可能直到商汤时期才由治国名臣伊尹抽象为汤液理论。

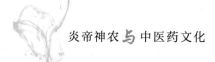

6. 削桐为琴

东汉·桓潭著《桓子新论·琴道》云："琴，神农造也。"炎帝神农缘何造琴？西汉杨雄在《杨子》一书中解释道："昔有神农造琴以定神，禁淫僻，去邪欲，反其天真者也。"而"定神""去邪欲"都是中医学中有益健康之道。

7. 织造麻布

《商君书·画策》记载："神农之世，男耕而食，妇织而衣，刑政不用而治，甲兵不起而王。"炎帝神农创原始麻布或葛，用于民众遮羞与御寒，有利于规避天气变化时寒邪、暑邪等入侵身体。

综上，虽然诸多物质器具在古代被冠以炎帝神农的创造名义，但更重要的是，炎帝神农留予后人非常重要的有关生产、生活实践的创造发明精神。而其中最为关键的，在于其发现、发明涉及中国百姓的衣、食、住、行、乐等各个方面，而这些创造也如中医学本身一样与生活密不可分、息息相关。可以说，炎帝神农的医学精神首先体现在对于生存的探索上，而这些探索与创造也为中医药学的发展乃至中国医学卫生事业的发展奠定了基础，可视为中国医药卫生健康事业之滥觞。

二、炎帝神农的医学伦理思想

深刻关系到中华民族存在与发展的原始医学，在炎帝神农统治中原时期结出丰硕成果。炎帝神农的医学伦理思想内涵可概括为三方面：

1. 大仁——救世济民、无私奉献

开创原始医学，通过助人健康而救世济民。炎帝神农悲天悯世，心怀对生命的尊重，积极开展以"尝百草"为核心的医学卫生实践活动，用于拯救芸芸众生。炎帝神农的一切行为全部为了民众的大利，不营私利，不吝生死。

炎帝神农之所以在当时脱颖而出，成为统率中原的部落联盟盟主，并深受爱戴，获万世景仰，因其竭尽一切力量为民众服务。"人吃五谷，孰能无

病"，民众包括患者或潜在的患者。炎帝神农作为原始植物医学的开创者，无私奉献，其爱民为民之诚心，全身心为民众利益之努力，堪称"大仁"。

2. 大勇——勇于探索、科学认知

启动尝百草实践，需要巨大的勇气。尝百草在医学科研领域可界定为人体试验。作为医学科研的基本方法，人体试验历来都是医学科学发展的基本途径，也是对试验对象而言极具危险性的手段。现代医学伦理学一般严格规定：人体试验必须经由动物实验尽量规避风险之后，秉承试验对象的知情同意权与不伤害原则前提下方可进行。炎帝神农最初以极大的勇气开始"尝百草"。"一日而遇七十毒"，如此巨大而频繁的危险，可炎帝神农明明知道而决意行之。炎黄子孙世代所使用的茶饮、五谷、药草，受惠于炎帝神农的探索与牺牲。

"尝百草"已取得前期丰硕成果之后（对茶饮、五谷及部分药草已有丰富认知），炎帝神农并未固步自封，还继续致力于药源的开发和疗效的探索，拓展医药知识的广度与深度，最终尝到断肠草（《中国药用植物图鉴》称"大茶藤"）而牺牲自己的生命，堪称"大勇"。

3. 大智——重视预防、以草为药

正所谓"人是文化的创造者，又是文化的产物，简言之，人是文化的作品"。炎帝神农以"尝百草"为契机，开创原始中医学。原始中医学也给予了中华民族最初对医学、药学与饮食结构的深刻烙印。炎帝神农的医学卫生实践活动以"尝百草"为核心，却远不止于"尝百草"，涵盖植物药学、植物医学，也涉及食疗、制药、音乐心理疏导、衣着等广义医学的方方面面，在本质上全方位反映了人类对健康的追求。

中医学相对于其他民族的传统医学，具有两大鲜明特征：①重视预防，具有大量合理有效的保健医学内容，探讨如何保养健康、延年益寿；②以草为药，对植物医学高度重视，而植物相对动物、矿物等具有较低的实际成本和寻求难度。"尝百草"是以实践检验认知的真理性，具有一定的科学性。

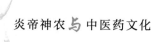
炎帝神农寻求多渠道预防保健，开创原始植物医学，堪称"大智"。

三、炎帝神农医学精神的现实价值

古为今用，炎帝神农的医学伦理思想具有重要的现实价值。

1. 激励医务工作者积极探索、开拓创新，重视医学知识与技术的精进

每一医学领域的行为都离不开医德，医德蕴含在医学领域行为的所有细节之中。炎帝神农等传统医学的奠基者，对不断发展医学以提高人民健康水平具有崇高的使命感。在生产力水平极其低下的原始社会，非常重视有效药物的发现，希望能在植物医学初创之际就尽可能掌握比较全面、科学的医疗知识。医务工作者要积极探索，创新医学理论与实践。医疗知识的掌握程度对于临床实践水平具有决定性意义。

2. 引导医学生与医务工作者心怀人民健康，立足以医济世

炎帝神农心无小我，造福万民。炎黄子孙使用茶饮、五谷、药草，世代受惠于炎帝神农的探索与牺牲。事实上，医务工作者如果缺乏心怀人民生命安危的胸襟，即使为患者解除了痛苦，也可能影响自身健康与安全。医学生与医务工作者心怀人民健康，不贪小利，尽一己之力为民众服务，医患关系自然和谐。

第二节 |《神农本草经》的医学智慧

一、天然的用药取向反映天人合一的智慧

随着科技的进步、文明的发展，人类越来越能够独立于自然界生存。而

在维系健康和对抗疾病的过程中，基于科学技术的进步，还发明创造了很多物理疗法或化学药品。但不可否认的是，除了部分疾病确实得到了解决或缓解，随之而来更多有关健康的问题也层出不穷，如医源性污染、生态平衡破坏、药源性疾病激增等。这些问题无不紧迫地威胁着人类存续的安危，也迫使人们反思：这些发明与创造，尤其是着力于割裂人与自然关系的种种举措，是否人为地造成了生态乃至生命系统的破坏？

《神农本草经》产生于科技与文明都不甚发达的远古时期，但其朴素的医学探索精神无不在告诉人们一个非常重要的思想——顺应自然而效法自然。事实上，虽然以炎帝神农为代表的古代医学发明者一直在不断地致力于生产、生活实践的发现与创造，但不能否认的是，顺应自然而效法自然的思想是根深蒂固的。因此，形成了以《神农本草经》为代表的一系列中医药学经典文献，无不彰显了几个重要的特点：一是天然的用药取向，二是激发抗病能力的医疗思想，三是顺应自然规律的养生防病法则。这些特点启示我们，生命是自然的产物，可以有创造、有发明，但不能违背自然法则，要顺应自然规律，益于生态平衡才是可持续的、真正有益的医学创造或科学发明。亲近自然、顺应自然，这是《神农本草经》所体现的非常重要的医学智慧，也是对人类文明可持续发展的重要启示。

二、重视养生的药物分类反映未病先防的智慧

《神农本草经》有关药物的三品分类在此不再赘述，值得探讨的是，这一分类的定性是基于怎样的医学出发点。总体来看，三品药物均具有重要的治疗作用，但之所以将其分为三品，不仅在于指导治病，更重要的在于引导人们主动防病。上品药"久服轻身，不老延年"，中品药"遏病，补虚羸"，下品药才能治病而不可久服。《神农本草经》这种药物分类法显然体现了超前的预防医学思想。

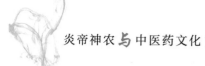

就医学而言，本就包括"预防"和"治疗"两个方面的内容。中医学向来崇尚未病先防，故而古语有"不治已病治未病，不治已乱治未乱"，基于这样的理念，中医药学从《神农本草经》开始便积累了有关养生的大量方药知识和理法技术。这些存续在汗牛充栋的古代中医文献中的养生防病知识并未得到足够的重视与发掘，而这些内容恰恰是医学更要重视的内容。在今天，随着大众健康诉求的日益提升，需要认真地汲取这一重要的医学智慧，才能在人口日益增多、生态岌岌可危的未来开辟出新的健康局面。

三、方药配伍反映整体医学的智慧

医学是一个复杂的问题，多年来的医学探索中，我们总是想简约化、直接化地解决问题，寻找病灶、解除病灶是主流的医学研究方向，有效成分、单一有效因素是追寻的目标。但事实上，虽然此类科研方法能够解决一些问题，可临床的实际情境告诉我们，疾病的真实情况要复杂得多。因此，即使是西医学，也会在临床中采取多种疗法相配合、联合用药等方法。尤其20世纪70年代西医学提出社会-心理-生理医学模式以后，使临床问题的解决变成了涉及多方面的复合命题。

以《神农本草经》为代表的，包括《黄帝内经》等传承千百年的医学著作，早已表明中医先贤整体全面地看待医学问题。在临床中客观体察病患，同时联系自然、交通形神地全面诊察，并据此主张通过药物的君臣佐使配伍来解决系列复杂问题。正如《神农本草经》云："上药一百二十种为君……药有君臣佐使，以相宣摄。合和者宜用一君、二臣、三佐、五使；又可一君、三臣、九佐使也。"可见《神农本草经》虽主要录述单味药物的使用，但已经尝试在临床中将不同药物进行组方来治疗疾病。与单纯调治生理问题或对抗病邪不同，这些药物是在充分认识生理、心理及自然环境之间相互联系的基础上发现并应用的，因此能燮理阴阳、平调形神而顺应自然，在临床中通过全面复合的调治而起到更好的医疗作用。这种药物配伍思想所显示的，实际是中医整体医学智慧的结果和立体呈现。而今，中医药在世界范围内的推广仍处于瓶颈阶段，整体医学指挥下的方药配伍方式并不符合循证医学或自然科学研究的要求，但我们不能在研究医学的时候唯科学论，科学本就应当服务于实践实事。我们应该基于这样的医学思想、智慧来探索更为合理和有说服力的科研模式，不仅能促进西医学汲取中医学的整体医学智慧，更有助于遵循中医规律开展深入的科学探索，也才能真正展现中医药的特色与优势。

第三节 ｜ 炎帝陵中仰神农

书说到此，关于炎帝的身份，关于神农流传下来有关衣、食、住、行、农、乐、医等神迹，散在于历代文献中杂说纷纭、真伪莫辨的内容已然不重要了，最为重要的是，炎帝神农作为中华民族的先祖代表，作为农耕文明的无上信仰，作为医学实践的先驱榜样，已经成为中华儿女心目中的丰碑。这座丰碑，不仅有资格供我们敬仰与尊崇，更给予我们在人类文明的进取与探索进程中无限的精神动力和智慧源泉。

炎帝神农氏"以姜水成"，葬于"长沙茶乡之尾"，即现在的湖南省株洲市炎陵县炎帝陵。该处坐落于株洲市炎陵县城西17km处的鹿原陂，东靠炎陵山，西边与洣水河之间是大片河滩、田园，可远眺云秋山，旧志赞曰："云秋拱峙，洣水环流，结构周严，气象开朗"，正是其真实写照。炎帝陵是中华民族始祖炎帝神农氏的安息地，享有"神州第一陵"之誉。自炎帝崩葬炎陵鹿原陂后，世人对他的祭拜就一直未间断过。历代帝王将相、文贤墨客、地方长官等，来此祭祀、朝拜者不可胜数，所遗诗词字画更是难以枚举。是什么吸引着中华民族的历代子孙来此仰瞻？是文献录述里的只言片语？是无声无息的石刻雕筑？还是威武辉煌的大殿长廊？在我们看来，这些都不是。传历千年、阅尽沧桑，只有精神才会不死不灭，只有牵系着中华儿女信仰血脉的思想与灵魂才会源远流长，而这些才是炎帝陵，或者说炎帝神农所蕴含的真正财富。

炎帝首创农耕文化、中医药文化、工业文化，启商贸文化，创民族音乐，开展了大量社会生产实践，后人为缅怀炎帝而不断进行祭典活动，用丰富多彩的仪式、音乐、舞蹈等展现炎黄子孙对自然、社会的认知与探索，以此形成文化价值极高的祭典活动。总体来说，炎帝精神即坚忍不拔的开拓精神、百折不挠的创新精神、自强不息的进取精神、大公无私的奉献精神，也可以说，炎帝精神正是中华民族精神的精髓。所以，炎黄子孙祭奠炎帝，所表达的是华夏后裔对炎帝精神高山仰止般的崇敬之情。一言以蔽之，炎帝神农的精神可以概括为"以人为本"。唯有以人为本，才有悲天悯人的仁爱之心，才有不避崄巇的探索精神，才有大医精诚的医学实践，才有无私无畏的献身行动。而以人为本，也正是中华民族传承千年的文化内核、精神根基。置身炎陵，仰观神农，这样的精神必将激励每一位中华儿女不断前行，将激荡每一位炎黄子孙在人类文明的进程中始终以仁爱、勇敢、智慧为追求去奉献、创造和成就。炎帝神农，他是中华医药的始祖，是中医药文化的滥觞，是诸多文化的创造发明者，但更重要的是，他是我们中华民族的精神家园。